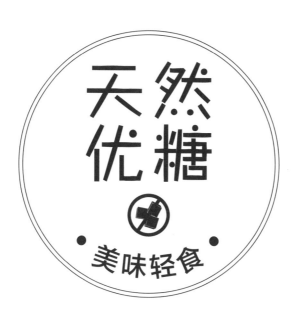

天然优糖
美味轻食

[法]苏·奎恩 著 王倩 译

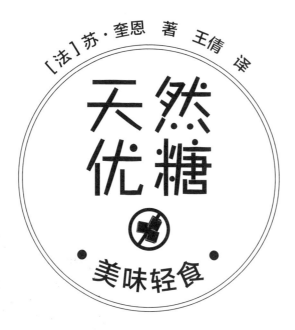

天然
优糖

美味轻食

北京出版集团公司
北京美术摄影出版社

目录

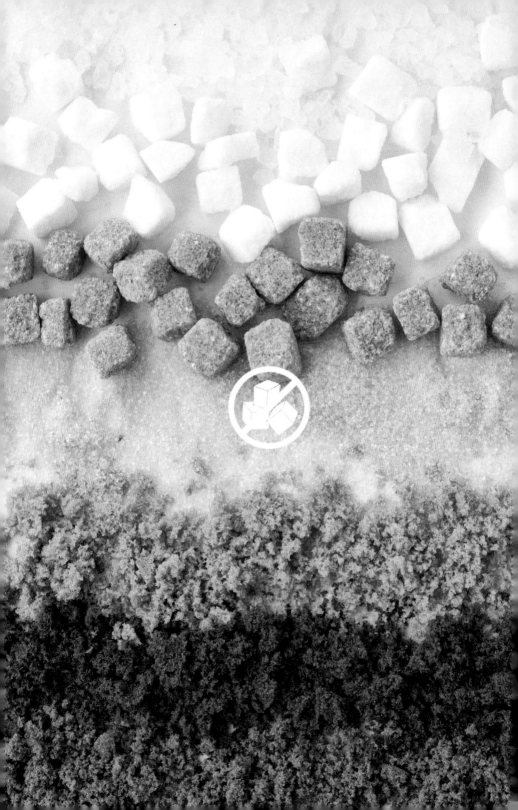

引言

本书旨在帮助你减少、甚至去除食谱中的添加糖，这是我们每个人都需要做的事情。添加糖的摄入量不能超过每日饮食、饮料摄入热量总量的10%，理想的状况是控制在5%以内，也就是说，男性饮食中的添加糖要控制在70克以内，女性则是50克以内。但最终还是由你自己决定如何降低添加糖的食用。有些人当机立断戒糖，有些人则喜欢渐进式戒糖。不管怎样，必须牢记以下几点。

不管你现在摄入多少糖，都需要一定时间去适应减糖的过程。例如，你可能会发现，家庭制作的番茄沙司因为含糖量低，所以口味不如商店出售的好，无糖蛋糕在质地和口感上更是逊于含糖蛋糕。我唯一的建议是，只要坚持，你的大脑和味蕾就会习惯无糖的味道。渐渐地，就会忘了没有加糖这回事。

还有很多打着无糖旗号，却大量使用蜂蜜、龙舌兰糖浆或者其他糖浆的食谱，这些食谱获得了众多好评，因为它们所谓的"天然"成分，听上去比食用糖更健康。实际上，糖浆含糖量更高，营养价值低，有些糖浆甚至富含果糖，有些专家认为此类物质会危害健康。

本书拒绝使用此类原料以及甜菊糖苷、木糖醇等糖类代替品。如果你想试着减少食用添加糖，建议你还是与人工甜味剂保持距离，它会激发你想吃糖的欲望。

本书选择使用干果和新鲜水果保证食物中的甜味口感。水果含有大量的膳食纤维，通过水果摄入的糖分会被慢慢消化，不会引起血糖升高。在某些食谱中，还使用果汁代替甜味剂。虽然果汁作为饮品大量饮用，但在烹饪过程中加入少量果汁，并让富含膳食纤维的材料充当果汁，这一点还是可以接受的。

最后，提醒身患1型或2型糖尿病的读者：使用此食谱前，最好先咨询医生。

为什么糖类有害健康？

日常饮食摄入的碳水化合物中，含有一系列糖分子，其中，葡萄糖为机体所需能量的主要来源。专家们所说的食糖过量，一般是指蔗糖（或者白糖）类单糖过量，主要来源多为糕点、糖果、甜点、汽水、果汁、蜂蜜或糖浆。

蔗糖不含任何营养成分，全是"无用"热量。摄入热量越多，变胖的可能性越大；肥胖会引发心脏疾病、2型糖尿病、龋齿及其他严重的健康问题。

一些专家认为，蔗糖中的果糖对人体有害（见下图）。在大多数人眼里，水果和蔬菜含有微量果糖，因其富含膳食纤维，会减缓糖类的消化。

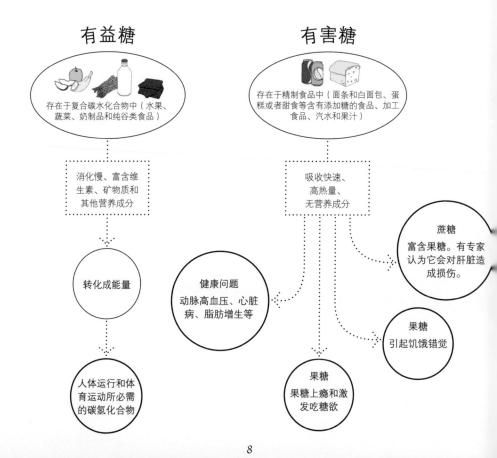

有益糖

存在于复合碳水化合物中（水果、蔬菜、奶制品和纯谷类食品）

消化慢、富含维生素、矿物质和其他营养成分

转化成能量

人体运行和体育运动所必需的碳氢化合物

有害糖

存在于精制食品中（面条和白面包、蛋糕或者甜食等含有添加糖的食品、加工食品、汽水和果汁）

吸收快速、高热量、无营养成分

蔗糖富含果糖。有专家认为它会对肝脏造成损伤。

果糖引起饥饿错觉

健康问题动脉高血压、心脏病、脂肪增生等

果糖果糖上瘾和激发吃糖欲

辨认食品成分表

在食品成分表中，准确认出添加糖成分并不容易。为了避免买到含糖食品，请遵守以下建议。

○ 在碳水化合物栏里，找出含糖量。通常标识为"碳水化合物（糖分）"。

○ 如果食物每100g的含糖总量超过22.5g，则代表含糖量过高。每100g含糖总量低于5g，表示含糖量低。介于两者之间，表示含糖量中等[1]。

○ 食品的成分表越长，代表经过越多次的加工；这一点应该避免。

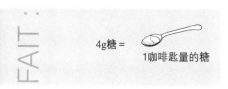

4g糖 = 1咖啡匙量的糖

○ 每100ml奶制品中原有的4.7g糖是有益的天然乳糖成分；剩下的是添加糖。

○ 食品成分表通常按照含量降序排列；如果糖类排在前面，说明食品中含糖量高。

○ 熟悉右边列表中各种糖的名称。

以下列表中（待补充），是食物成分表中各种糖类名词[2]：

淀粉	玉米糖浆
改性淀粉	果糖含量高的玉米糖浆
焦糖	麦芽糖浆
粗红糖	高粱糖浆
浓缩果汁	转化糖糖浆
水晶糖	甜菊糖浆
葡聚糖	糖
右旋糖	白糖
乙基麦芽酚	黄糖
麦芽精	粗糖
果糖	焦化糖
半乳糖	龙舌兰糖
葡萄糖	甜菜糖
（从含淀粉谷物中提炼	甘蔗糖
出来的）糖类代用品	椰枣糖
乳糖	棕榈糖
大麦芽	葡萄糖
糖化麦芽	德梅拉蔗糖
麦芽糖糊精	糖粉
麦芽糖	凝胶糖
废糖蜜	糖霜
蜂蜜	冰糖
转化酶	混糖
糖浆	棕糖
龙舌兰糖浆	细砂糖
槭糖浆	蔗糖
角豆荚糖浆	转化糖
水果糖浆	次砂糖
葡萄糖浆	木糖醇
葡萄糖–果糖糖浆	

FAIT

[1] "NHS Choices"网站（National Health Service 英国公共健康搜索系统）：《摄入多少糖对我有益？》（*How Much Sugar is Good for Me?*）。
[2] 哈佛大学公共卫生学院：《没有机会：关于糖的痛苦真相》，作者罗伯特·勒斯蒂格博士。

优选少糖食品

　　当你想用含糖量少的产品代替富含糖分的产品时，请参照下表*，同时仔细阅读成分表，因为不同品牌的同一产品，其含糖量也不尽相同。牢记，咸味的加工食品并非无糖食品。比如，100g烧烤味薯片与一大块牛奶巧克力的含糖量相同。

饮品（每330ml饮品中的含糖量）

避免选择		优选	
果味饮料（果汁含量少于3%）	53g	全脂牛奶	17g（乳糖）
芒果果昔	41g	蔬菜汁	11g
可乐	36g	番茄汁	9g
无糖苹果汁	33g	茶、咖啡、果茶、无糖汽水或苏打水	0g
姜味苏打水	29g		

果酱、涂在面包上的干果酱或甜食（每100g中的含糖量）

避免选择		优选	
蜂蜜	82g	香蕉泥	12g
巧克力榛子酱	54g	苹果	10g
果酱	48.5g	肉桂粉	2g
牛奶巧克力	51.5g	黑巧克力（可可含量70%~85%）	24g

谷物早餐（每100g中的含糖量）

避免选择		优选	
蜂蜜核桃麦片	33g	燕麦片	1g
脱脂水果格兰诺拉麦片	32g	爆米花	0g
含燕麦、小麦和蜂蜜的天然格兰诺拉麦片	20g		

面包、饼干和蛋糕（每100g中的含糖量）

避免选择		优选	
海绵蛋糕	37g	黑面包	0.5g
巧克力曲奇	33g	全麦粉皮塔面包	不到1g
贝果	6g	冷冻酥皮	不到1g
面包或发酵面包	5g	原味薄饼干	不到0.5g
切片白面包	4g		

低脂食品（每100g中的含糖量）

避免选择		优选	
脱脂水果酸奶	19g	全脂原味酸奶	5g（乳糖）
低脂蛋黄酱	4g	传统蛋黄酱	不到1g

* 根据USDA（美国农业部）规定，含糖总量。全国基本营养数据参考标准。同时仔细阅读成分表，因为不同品牌的同一产品，其含糖量也不尽相同。

咸味食品（每100g中的含糖量）

避免选择		优选	
烧烤酱	33g	盒装番茄汁	3g
番茄沙司	21g	原味薯片	不到0.5g
番茄罗勒意面酱	7g		
即食酸甜酱	19g		
烧烤味薯片	5g		

酒精饮料（每100g中的含糖量）

避免选择		优选	
薄荷甜酒	49g	杜松子酒、朗姆酒、伏特加、威士忌、啤酒、清酒	0g
咖啡利口酒	40g	佐餐红葡萄酒或白葡萄酒	不到1g
甜葡萄酒	8g		

打包食品或快餐（每100g中的含糖量）

避免选择		优选	
糖醋鸡肉	11g	鸡肉炒面	2g
奶酪汉堡	6g	炸鱼排	不到0.5g
凉拌卷心菜	12g	炸薯条	不到0.5g

食谱中糖类的代替品

用以下含有纯天然糖分的产品代替食用糖，既可以为甜点带来别样的味道，也起到补充糖分的作用。使用时，根据食谱要求和个人口味灵活掌握添加分量。

无糖苹果泥
制作饼干、松饼或蛋糕时，可以用无糖苹果泥代替食用糖。并根据需要，适度增加干粉类原料的分量以中和水分。食用酸奶或麦片时，可以用一勺无糖苹果泥代替糖或蜂蜜。

干果
干果本身糖分较为集中，但同时也含有珍贵的营养成分（已被列入日常必备的五类水果、蔬菜等营养物质之一）。用搅拌机把新鲜的椰枣打成糊状，代替甜点中的食用糖。如果使用干枣或者其他干果，搅打前需要先浸泡。并根据需要，适度增加干粉类原料的分量以中和水分。

香蕉泥
制作胡萝卜蛋糕或香蕉果料蛋糕等质地浓稠的甜点时，可以用香蕉泥代替食用糖。香蕉越成熟含糖量越高。也可以使用烤香蕉。

肉桂
肉桂可为食物增加一点甜味。喝咖啡时加入适量肉桂，味道更加醇美。

肉豆蔻
肉豆蔻可为食物增加一点甜味。

茴香籽粉
茴香籽粉可为食物增加一点甜味。

香草
香草籽、香草粉或者无糖香草精都能增加食物的甜味。注意：某些品牌的香草精添加了食用糖。

椰子油
用椰子油煎过的食物带有甜味。制作甜点时，可以用椰子油代替植物油或黄油。制作果昔时，也可加入适量椰油。

椰汁
制作奶昔或果昔时，用椰汁代替牛奶可以增加饮品的甜味。

杏仁奶
使用杏仁奶制作的奶昔或果昔，口感清甜，质地浓稠。使用杏仁奶制作的甜点口感更加香甜。注意使用无糖杏仁奶。

几种拒绝食用添加糖的简单方式

糖在我们的日常饮食中占据了重要地位，以至有时我们都没有意识到自己在食用添加糖。为了达到显著减少摄入糖分的目的，选择食物时只需要注意其含糖量，做出简单调整即可。

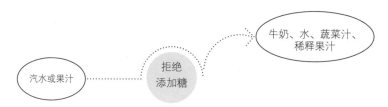

首先要从控制、减少甜饮开始，特别是汽水和果汁，两者是最有害健康的食糖方式。可以用牛奶、水、蔬菜汁或者稀释果汁代替。逐渐减少热饮的添加糖含量，直到可以适应无糖饮品。

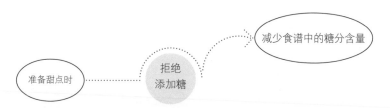

准备甜点时，减少食谱规定的三分之一甚至一半糖量。允许自己偶尔品尝蛋糕、饼干和甜点，而不是每天食用。

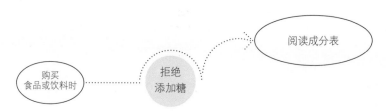

了解你要购买的食品或饮料的含糖总量（特别是果糖）。不同品牌的同一产品，其含糖量也不尽相同。仔细阅读成分表。

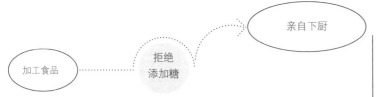

拒绝富含糖分的加工食品，自己动手做饭，特别制作酱料和谷物早餐类食品。尽量在生鲜区选购食材。

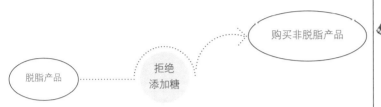

不要购买脱脂产品，生产商会通过添加糖分来保证脱脂后的口感。不要购买水果味酸奶，可以购买原味酸奶，或自己添加水果。

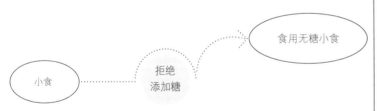

为了防止餐间吃甜食，可以选择少食多餐的方式，比如一日六餐。为喜欢的甜食找到无糖版代替品，例如坚果或者无糖饼干。

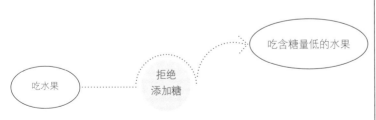

多吃新鲜水果非常利于健康，但有些水果糖分含量高，特别是果糖含量很高。

少吃糖分含量高的水果，选择糖分含量低的水果（旁边的水果列表，按照糖分含量自上而下升序排列）。如果购买水果罐头，建议选择无糖水果罐头代替含糖水果罐头。

水果

每100g中的含糖量少于10g

- 覆盆子
- 黑莓
- 草莓
- 西瓜
- 醋栗
- 木瓜
- 罗马甜瓜
- 油桃
- 桑葚
- 西班牙甜瓜
- 橘子
- 菠萝
- 桃子
- 樱桃
- 番石榴
- 猕猴桃
- 杏
- 橙子
- 苹果
- 梨
- 蓝莓

基础食谱

　　加工食品富含添加糖，我们常常在不知不觉的情况下摄取其中的糖分。为了避免这一点，试着自己动手制作日常食物吧。

番茄沙司·烧烤酱·无糖苹果泥

蛋黄酱·花生酱

蓝莓果酱·面包酱

塔式面皮·酸奶·酸醋沙司

奶油沙拉酱·全麦面包

番茄沙司

250ml——备餐时间：1小时

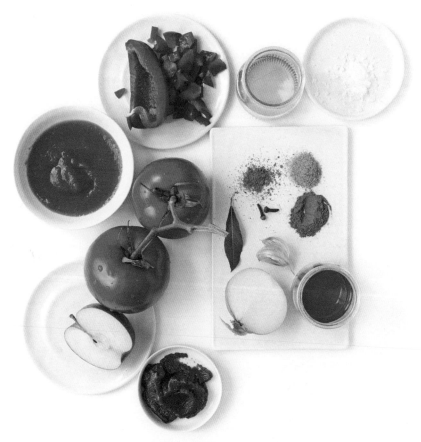

所需食材

2汤匙量的特级初榨橄榄油·半个洋葱，切碎

半个红辣椒，切碎·半个红苹果，带皮切碎

1大把盐·1粒蒜瓣，切碎·2汤匙量的浓缩番茄汁

2个熟透番茄，总重约250g，切碎

60ml番茄酱·2汤匙量的红酒醋

少许卡宴胡椒粉·半咖啡匙量的肉桂粉

2粒丁香·1/4咖啡匙量的芹籽盐·1片月桂叶

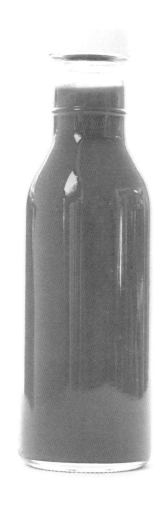

大平底锅中倒入适量油，加热，小火炒洋葱、辣椒、苹果10分钟，并不时翻动。
加入盐、大蒜后继续翻炒5分钟。先加入浓缩番茄汁，再加入剩下的原料，
盖上锅盖继续加热15分钟，其间不时翻动。取下锅盖，继续加热5分钟。
取出月桂叶，把混合物倒入搅拌机，搅拌至质地黏稠滑腻。
根据口味加入适量盐、胡椒粉或者红酒醋，过筛。
倒入密封容器中，冷藏保存。

烧烤酱

500ml——备餐时间：1小时

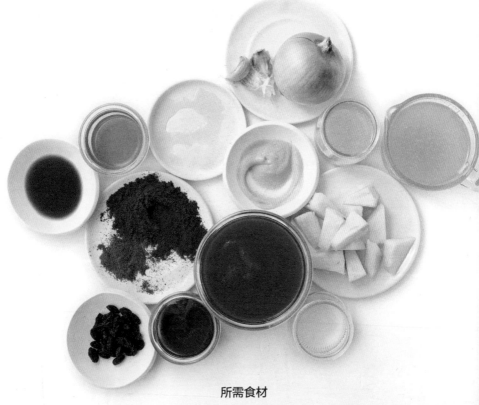

所需食材

400ml番茄酱·1个洋葱，切碎

2粒蒜瓣，切碎·2汤匙量的浓缩番茄汁

2咖啡匙量的第戎芥末

3汤匙量的苹果醋·1汤匙量的植物油

半咖啡匙量的卡宴辣椒粉·1咖啡匙量的海盐

半咖啡匙量的烟熏液（选用材料）

80g无糖菠萝丁·60ml无糖菠萝汁

1汤匙量的伍斯特沙司（或酱油），或根据个人口味适量添加

1汤匙量的葡萄干·黑胡椒

400ml鸡汤，根据口味需要可以额外添加鸡汤

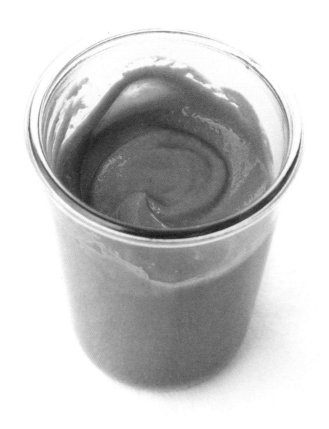

将除鸡汤以外的所有原料倒入搅拌机中，搅打至质地柔滑。把混合物倒入平底锅中，加入少量鸡汤，盖上锅盖文火炖45分钟。不时搅拌，每一次搅拌时，加入少量鸡汤，以便酱料收汁时能保持原来的质地。根据口味加入适量盐和辣椒粉。倒入密封容器中，冷藏保存。

无糖苹果泥

500g——备餐时间：1小时

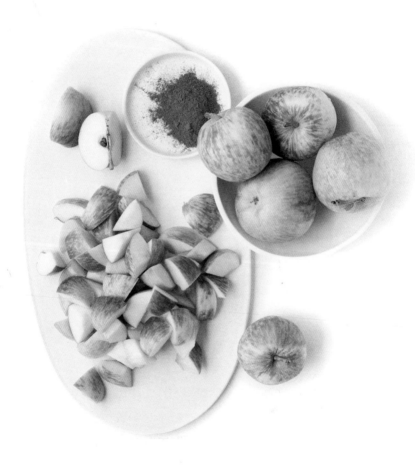

所需食材

1kg甜苹果，去核后带皮切块
2咖啡匙量的肉桂粉（选用材料）

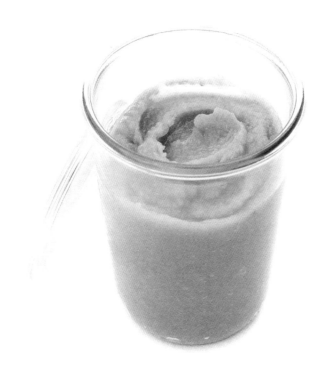

烤箱预热至170℃。把苹果放在烤盘上，烘烤1小时直至苹果完全变软，中途翻面。也可以使用电炖锅大火猛煮3小时。将苹果倒入搅拌机中，加入肉桂粉（选用材料），搅打至质地柔滑。

倒入密封容器中，冷藏保存。

蛋黄酱

250g——备餐时间：10分钟

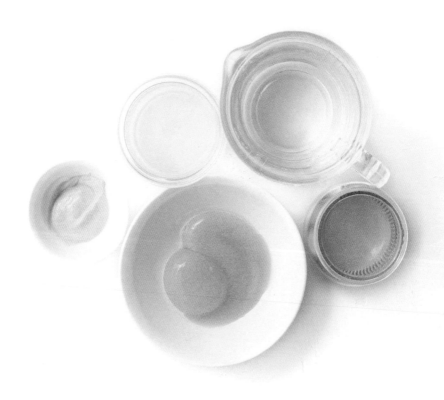

所需食材

2个蛋黄·1汤匙量的柠檬汁
根据口味需要可以额外添加柠檬汁
1大把海盐·250ml植物油
2汤匙量的特级初榨橄榄油
1咖啡匙量的第戎芥末

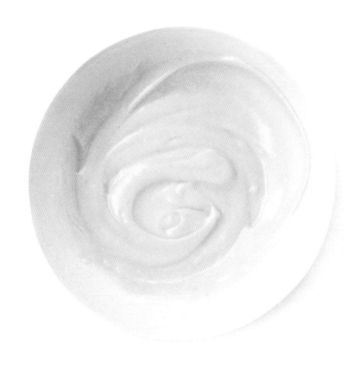

蛋黄中加入柠檬汁、盐，并用电动搅拌棒或打蛋器将混合物搅打至奶油状。然后加入少量油后，继续搅打，直至混合物质地变浓稠、颜色变白。根据个人口味，加入芥末酱、柠檬汁或盐。倒入密封容器中，冷藏保存。

花生酱

400g——备餐时间: 10分钟

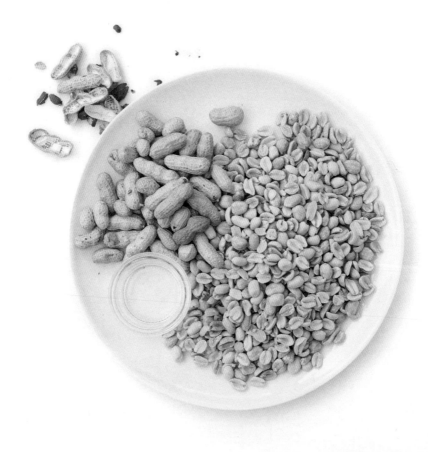

所需食材

400g烤花生，不加盐
海盐，根据个人口味适量
1汤匙量的植物油

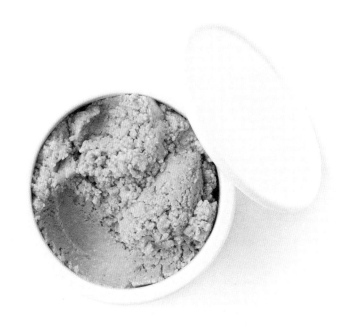

取一半花生放入搅拌机中，稍微打碎后，再加入剩下的一半花生和一大把海盐。
将花生搅打至质地柔滑，慢慢加入植物油，直到获得理想口感的花生酱。
根据个人口味，再加入适量的盐。倒入密封容器中，冷藏保存。

蓝莓果酱

600g——备餐时间：45分钟

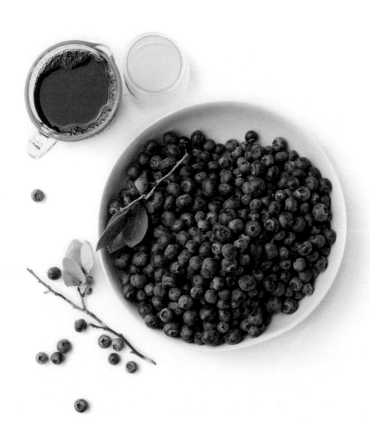

所需食材

800g蓝莓去梗，洗净
2汤匙量的柠檬汁
400ml无糖葡萄汁

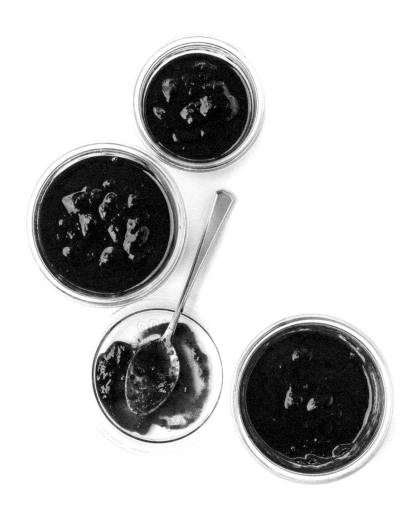

蓝莓放入厚底平底锅中，并用捣泥器压碎，然后加入柠檬汁和葡萄汁。煮沸后，关小火，取下锅盖文火炖30~40分钟，或等到果酱变浓稠，浓缩至理想口感。将果酱倒入消过毒的短颈大口瓶中，冷藏保存。

面包酱

200g——备餐时间：10分钟

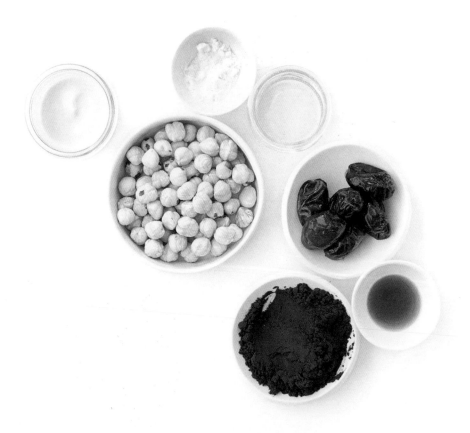

所需食材

100g过筛榛仁·1咖啡匙量的香草精

60g去核鲜椰枣

3汤匙量的无糖可可粉

1汤匙量的榛子油

1咖啡匙量的奶粉·少许盐

2~3汤匙量的椰子奶油

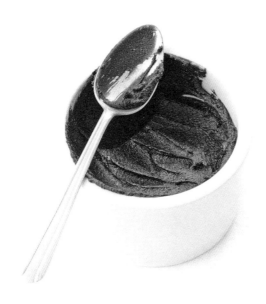

榛仁放入长柄平底锅中慢慢烘烤，直至烤出香味，果仁变成棕色。稍加冷却后，将烤榛仁倒入搅拌机中，搅打成泥。这一步需要花费一定时间，请耐心等待。加入剩下的原料，继续搅打至混合物质地光滑、呈奶油状，同时加入适量的椰子奶油，以便获得理想口感。将面包酱倒入密封容器，冷藏保存。

塔式面皮

直径25cm——备餐时间：40分钟

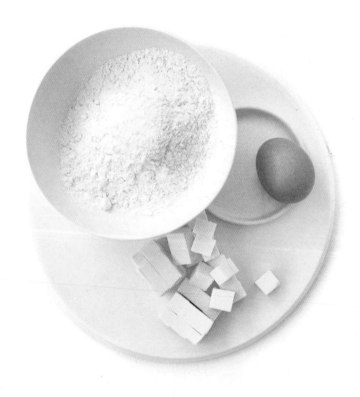

所需食材

250g面粉，根据口味需要可以额外添加面粉

少许盐

125g冷黄油，切丁

1个鸡蛋

面粉、盐、黄油放入搅拌机中，搅打过程中不时关停搅拌机，以便混合物呈面包屑状。加入鸡蛋，不时关停搅拌机，搅打成面团。把面团放在撒有面粉的工作台上，做成光滑的圆饼状，无须揉和。裹上保鲜膜，擀皮使用前冷藏松醒30分钟。

酸奶

2000ml，沥完乳清后不足2000ml——备餐时间：4小时30分钟至8小时

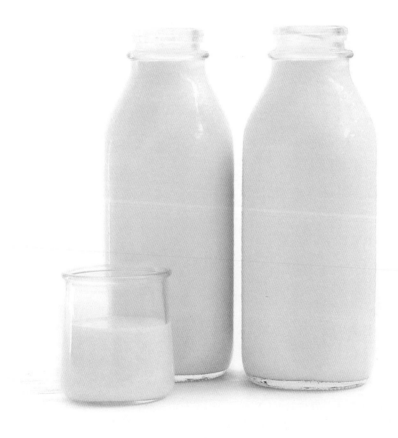

所需食材

2000ml全脂奶
120ml常温原味酸奶

牛奶倒入平底锅中，温火加热至80℃。关火，牛奶冷却至45℃。将其中200ml倒入沙拉盆中，加入酸奶，再把混合物倒回平底锅。搅拌，盖上锅盖后，再盖上两块布。打开烤箱内置灯（切勿开启烘焙功能），把平底锅放在烤箱里，发酵4~8小时，直至获得理想酸奶口感。制作希腊酸奶时，则需要把混合物倒在套有平纹细布的漏勺中，沥干乳清，让酸奶变成浓稠的奶油状。

将酸奶倒入密封容器，冷藏保存。

酸醋沙司

100ml——备餐时间: 5分钟

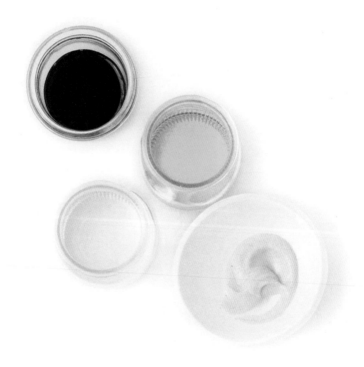

所需食材

2汤匙量的白葡萄酒醋或红酒醋
1咖啡匙量的第戎芥末
海盐
现磨黑胡椒粉
60ml植物油
2汤匙量的特级初榨橄榄油

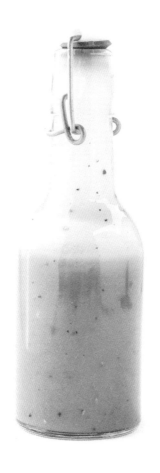

将所有原料倒入带卡扣塞的短颈大口瓶中，用力摇晃均匀。
将酸醋沙司倒入密封容器，冷藏保存。

奶油沙拉酱

200ml——备餐时间：5分钟

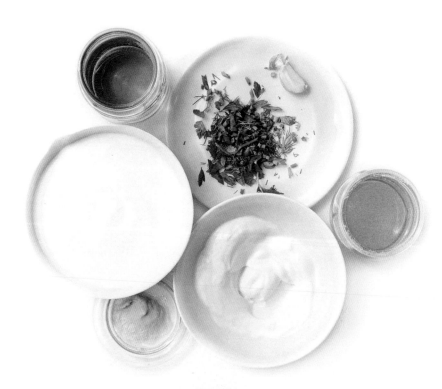

所需食材

150ml原味酸奶

2汤匙量的酸奶油或鲜奶油

半粒蒜瓣，捣碎

1汤匙量的小茴香、细香葱

或者切碎的新鲜欧芹，或者三者混合

半咖啡匙量的第戎芥末

2汤匙量的苹果酒醋或者白葡萄酒醋

90ml特级初榨橄榄油

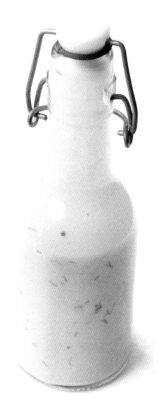

将所有原料倒入带卡扣塞的短颈大口瓶中，用力摇晃均匀。
将奶油沙拉酱倒入密封容器，冷藏保存。

全麦面包

1个面包——备餐时间：1小时，松醒时间3小时以上

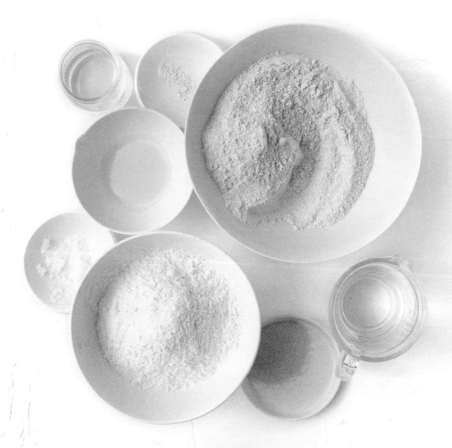

所需食材

250g全麦面粉

250g面粉，可以额外多准备一些

1咖啡匙量的盐·2咖啡匙量的面包酵母

1片250mg的维生素C，研磨成粉

半汤匙量的淡黄油，融化冷却

300~400ml温水·植物油

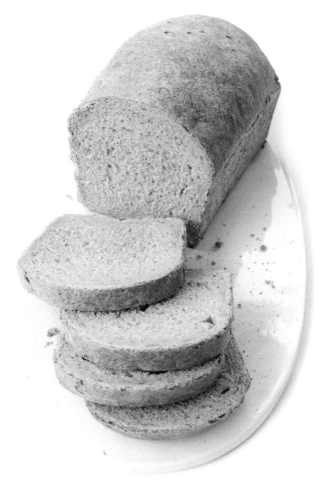

将面粉、盐、酵母和维生素C混合。加入黄油和适量温水和成黏性面团。工作
台上撒上面粉，揉1分钟，把面团揉成圆球状后，放在抹油的沙拉盆里，
松醒2小时，直至体积增大一倍。用拳头挤出面团中的空气，再揉成
球状，继续松醒15分钟。面包模内抹油。工作台上抹少量油，
把面团擀成长方形，其与模具长度一致。卷紧面皮，
放在模具中，面皮褶朝下。盖上布，继续松醒45分钟~1小时，
直至面皮膨胀至模具边缘。烤箱预热至200℃。烘焙40分钟，
将面包烤至金黄色即可。冷却后切片。

早餐

　　含糖谷物早餐是添加糖的重要来源。为了减少糖分的摄入，可以尝试一下无糖的做法。

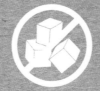

芒果胡萝卜果昔·汽水饮料
甜菜果昔·椰枣燕麦奶昔
花生巧克力黄油奶昔
杂粮粥·格兰诺拉麦片·慕斯里什锦麦片
慕斯里果味麦片·煎蜜桃松饼
浆果华夫饼·香蕉法式吐司
奶酪草莓吐司

芒果胡萝卜果昔

500ml，浓稠度不同重量稍有浮动——备餐时间：5分钟

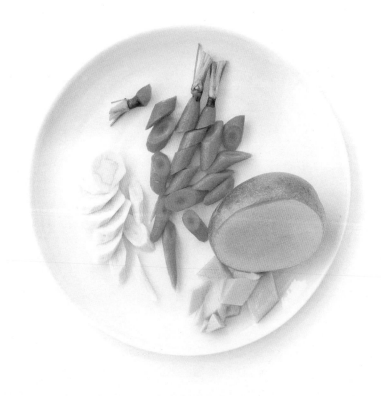

所需食材

80g胡萝卜，去皮，切块
50g欧洲防风草，去皮
180g芒果肉，切碎

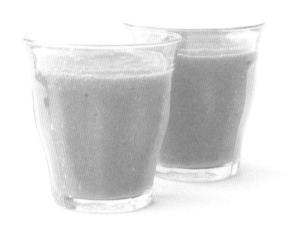

如果你使用的是强力搅拌机，那么将胡萝卜和欧洲防风草稍稍打碎即可。
否则，就将其擦丝备用。把胡萝卜碎和欧洲防风草碎放在搅拌机容器里，
加上芒果搅打至质地柔滑。搅打的同时，一点点加水，
以获得理想口感。果昔做好后宜立即饮用。

汽水饮料

2人份——备餐时间：5分钟

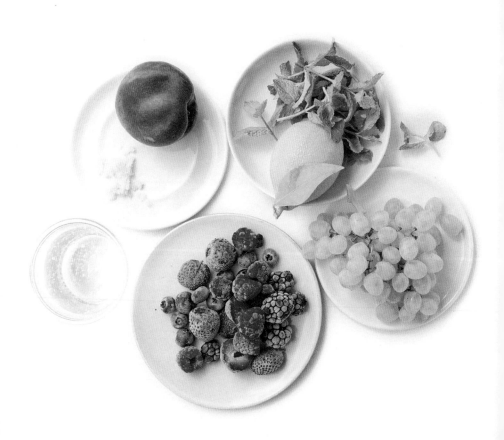

所需食材

1个水蜜桃，切碎·1把葡萄，摘洗干净

1把薄荷叶，酌情增减用量

半咖啡匙量的鲜姜丝

1片柠檬片加果皮丝

1把速冻浆果·汽水

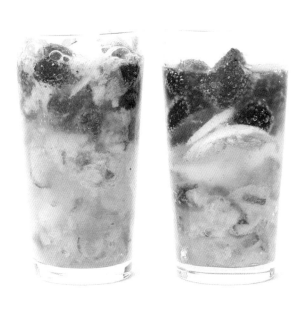

小沙拉盆中，放入水蜜桃、葡萄、薄荷叶、鲜姜丝和柠檬果皮丝。用木勺轻轻
朝盆壁按压果实，挤出果汁。将混合物分成两杯。加入速冻浆果、剩下的
薄荷叶和柠檬片。倒入汽水后，立即饮用。

甜菜果昔

2人份——备餐时间: 5分钟

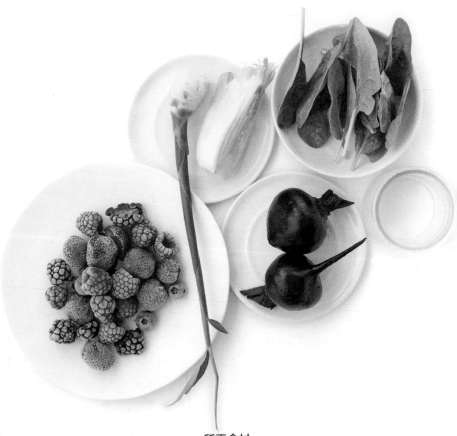

所需食材

2个中等熟度的甜菜, 每个切成4瓣

半个茴香根, 切碎

1把嫩菠菜叶

1把速冻浆果

1块1.5cm鲜姜, 去皮切碎

可根据个人口味需要, 酌情增减用量

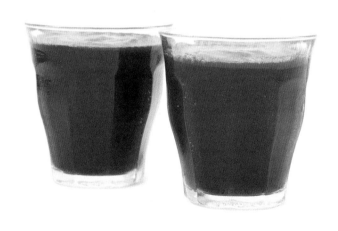

把原料放入搅拌机中，加入125ml水，强力搅拌至质地柔滑。如果需要，可以再添水，以获得理想口感。做好后立即饮用。

椰枣燕麦奶昔

2人份——备餐时间：5分钟

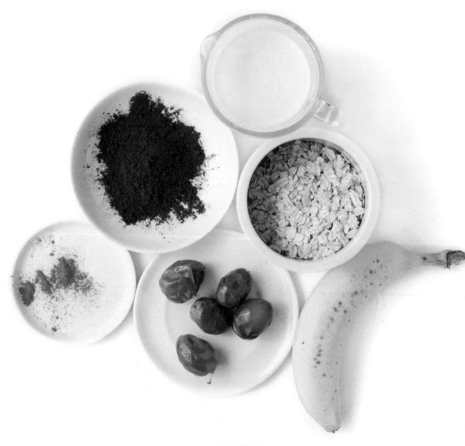

所需食材

1根香蕉，去皮

60g新鲜椰枣，去核·60g燕麦片

350ml杏仁奶或牛奶，可根据个人需要，酌情增减用量

2汤匙量的无糖可可粉

少许肉桂粉

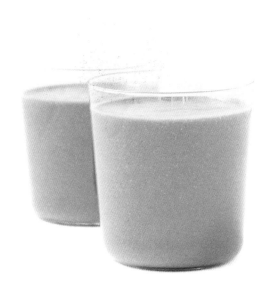

把原料放入搅拌机中，搅打至质地柔滑。加入稍多的杏仁奶或牛奶，
以获得理想口感。做好后立即饮用。

花生巧克力黄油奶昔

2人份——备餐时间：5分钟

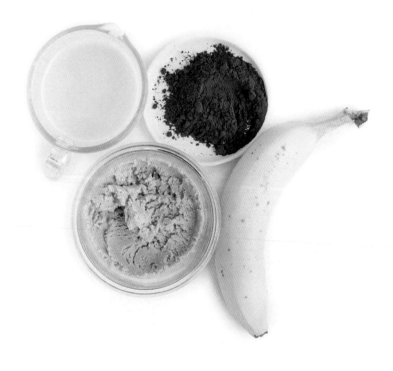

所需食材

1根香蕉，去皮
350ml杏仁奶或牛奶，可根据个人需要，酌情增减用量
120g无糖花生酱（见P26）
1满汤匙量的无糖可可粉

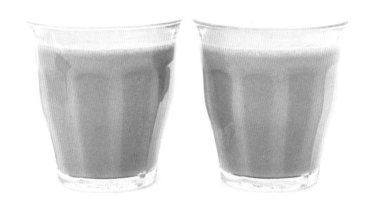

把原料放入搅拌机中，搅打成柔滑的奶油状。加入杏仁奶或牛奶，以获得理想口感。做好后立即饮用。

杂粮粥

4人份——备餐时间：25分钟

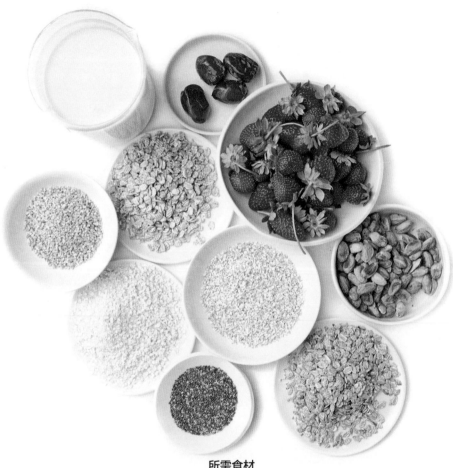

所需食材

300g草莓，摘洗干净·40g去核鲜椰枣

30g藜麦片·30g黑麦片

30g双粒小麦片·30g荞麦片

40g燕麦片·1汤匙量的奇亚籽

少许盐·500ml杏仁奶或牛奶

可根据个人口味酌情加入开心果

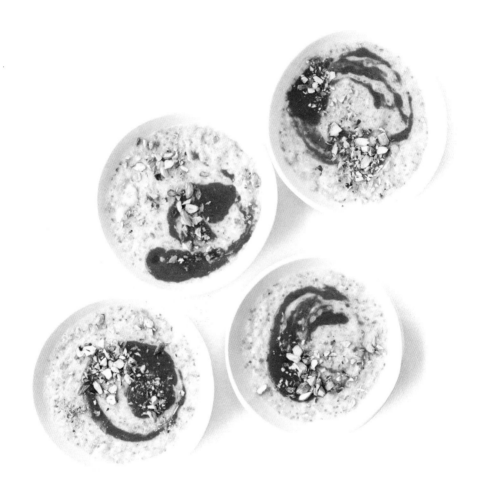

将草莓、椰枣放入搅拌盆中，搅打至质地柔滑，根据口味需要，可以适量加少
许水稀释。保存备用。平底锅中，放入各种麦片、奇亚籽、盐和牛奶。
煮沸，同时不断搅拌，然后小火炖20分钟，不时搅拌。不时加水，以保持
粥的理想质地。煮好的杂粮粥，呈浓稠的奶油状，粮片软糯。
杂粮粥表面浇草莓酱，搅拌，撒开心果。

格兰诺拉麦片

8人份——备餐时间：40分钟

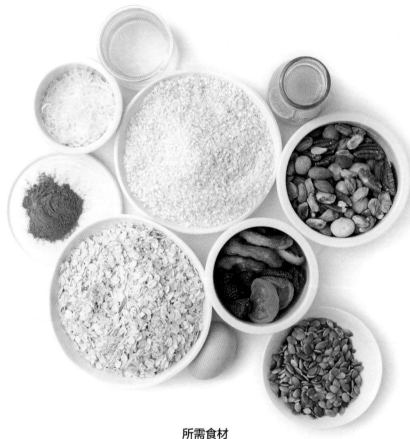

所需食材

200g燕麦片

200g藜麦片或其他麦片

250g壳类坚果，如杏仁、开心果、山核桃、夏威夷果，粗略切碎

65g去皮南瓜子·半咖啡匙量的盐

1咖啡匙量的肉桂粉·100ml融化的椰子油

250ml无糖苹果汁·1个大蛋清

25g椰丝

125g干果碎，可根据个人口味挑选干果

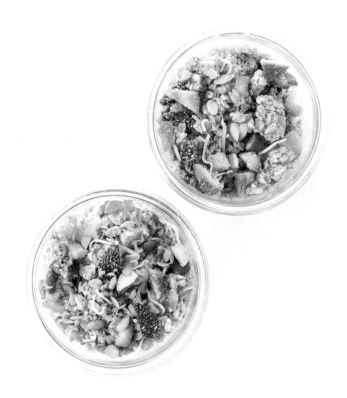

　　烤箱预热至150℃，烤盘铺上一层烘焙纸。大沙拉盆中，放入各种麦片、
壳类干果碎、南瓜子、盐、肉桂粉、椰子油和苹果汁。搅拌均匀。蛋清打发成
　　慕斯状，倒入粮片中。把混合物摊在准备好的烤盘中，烘焙15分钟，
　　　　加入椰丝。继续烘焙15~20分钟或至混合物表面变成金黄色。
　　　　　　在烤盘中冷却，撒上干果。密封保存。

慕斯里什锦麦片

8人份——备餐时间：5分钟

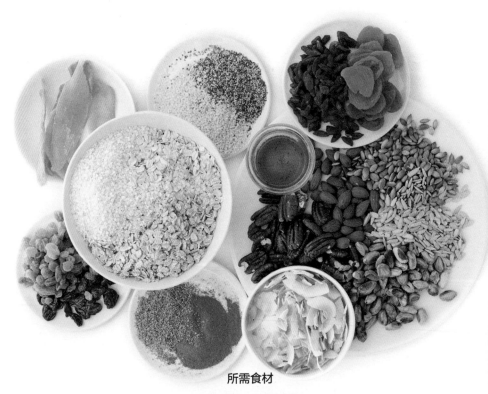

所需食材

120g燕麦·120g藜麦片

120g双粒小麦或黑麦片·60g杏仁碎

60g山核桃碎·60g开心果碎

30g南瓜子·45g葵花子

1汤匙半量的奇亚籽

2汤匙量的芝麻·30g椰丝

60g葡萄干·30g樱桃干

60g芒果干，切碎

30g枸杞·90g杏干，切碎

2咖啡匙量的肉桂粉·2咖啡匙量的香草精

1咖啡匙量的肉豆蔻·少许盐

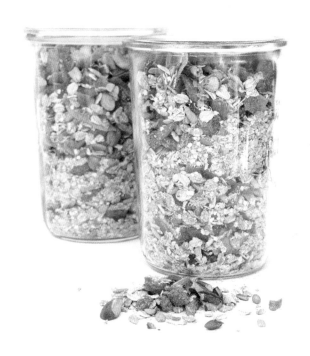

把所有原料放入大沙拉盆中，搅拌均匀。密封保存慕斯里什锦麦片。

慕斯里果味麦片

4~6人份——备餐时间：10分钟，冷藏一夜

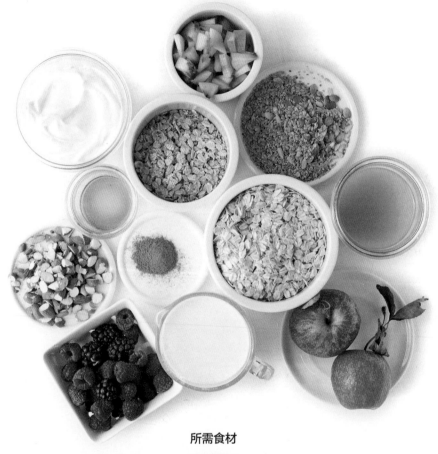

所需食材

180g燕麦片

60g荞麦、黑麦或双粒小麦片

40g籽类杂粮，如奇亚籽、葵花子或南瓜子

2个去核苹果，切丝·400ml无糖苹果汁

500ml牛奶·1咖啡匙量的香草精

1咖啡匙量的肉桂粉

为让口味更丰富，可选择加以下原料：

干果碎、新鲜浆果、壳类干果或者希腊酸奶

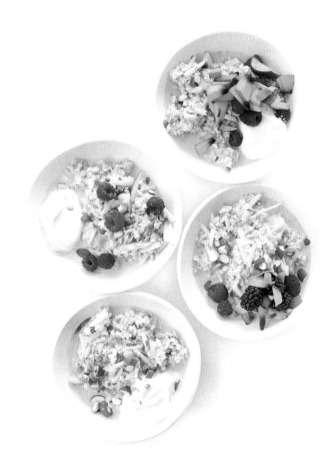

把所有原料放入大沙拉盆中（除选加原料外），搅拌均匀。盛在带盖容器中，冷藏数小时，最好是冷藏一夜。食用前，根据口味，选择加入干果或浆果。

煎蜜桃松饼

4人份（大份）——备餐时间：20分钟

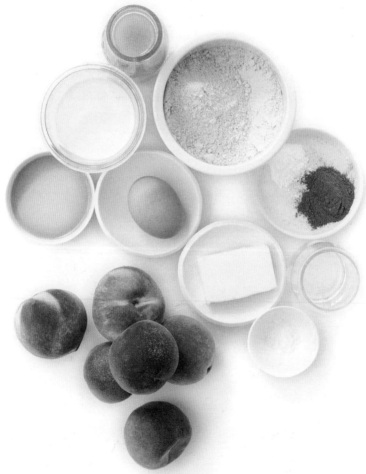

所需食材

125g全麦面粉・半咖啡匙量的发酵粉・少许盐・1个鸡蛋
1咖啡匙量的融化的椰子油或植物油，可以额外多准备一些・150ml杏仁奶或牛奶
1咖啡匙量的香草精・6个成熟水蜜桃・2汤匙量的淡黄油
1咖啡匙量的肉桂粉・180ml无糖苹果汁

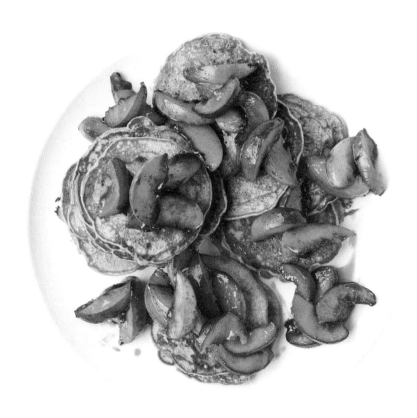

在沙拉盆中，放入面粉、发酵粉和盐，用打蛋器搅打。在面粉中间挖一个小洞，加入1咖啡匙量的油、鸡蛋、牛奶和香草精。2个水蜜桃擦丝，加在面糊里。在平底锅中热油，拭去多余油脂，舀1满汤匙的面糊。煎至底面变成金黄色，翻面，再煎30秒。盛入盘中，盖一层锡箔纸。剩下的水蜜桃切成两半，去核，切成薄片，用黄油煎软。然后加入肉桂粉，再加苹果汁，保持加热，让混合物沸腾、收汁，同时不断搅拌。如果需要，再次加入黄油或苹果汁，最终做成水蜜桃浇味汁。松饼搭配煎蜜桃一起食用，配以蜜桃浇味汁。

浆果华夫饼

4–6人份——备餐时间：25分钟

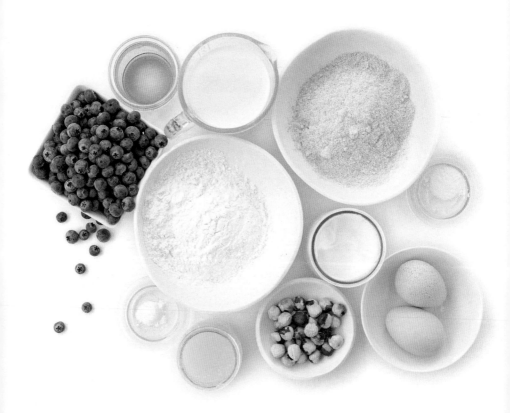

所需食材

300g蓝莓 · 100g黑麦面粉

100g面粉 · 半咖啡匙量的发酵粉

半咖啡匙量的小苏打 · 200ml牛奶

2个鸡蛋，略微搅打 · 50g淡黄油，融化后冷却

1咖啡匙量的香草精

120g希腊酸奶，可以额外多准备一些搭配食用

植物油 · 榛子碎

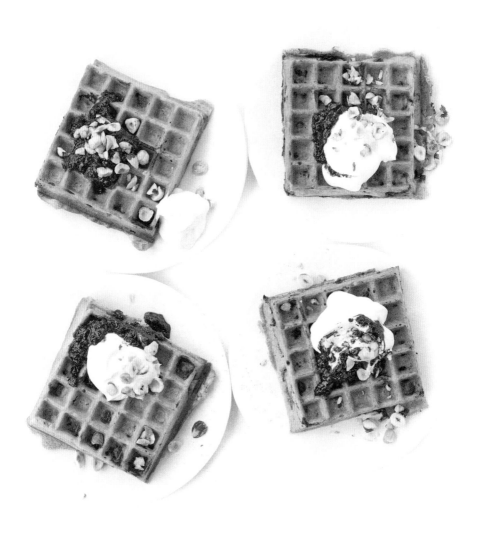

将200g蓝莓搅打成浇味汁。保存备用。沙拉盆中，放入面粉、发酵粉和小苏打，用打蛋器搅打。在面粉中间挖一个小洞，加入牛奶、鸡蛋、香草精和酸奶。加入剩下的蓝莓，轻轻搅拌。加热华夫饼模，抹油后，倒入面糊。根据指示烘焙加热，把烤好的华夫饼放在烘焙架上冷却。华夫饼搭配酸奶、蓝莓浇味汁和榛子一起食用。

香蕉法式吐司

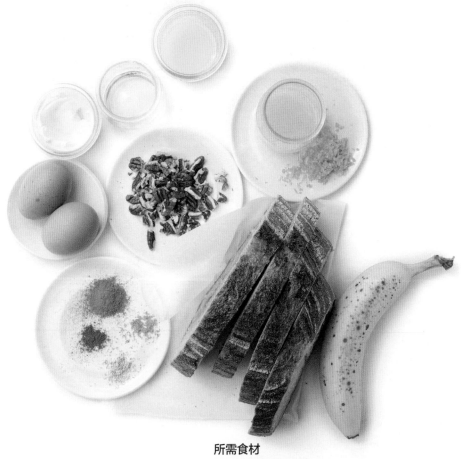

所需食材

2个大鸡蛋·1汤匙量的淡黄油,融化

少许盐·少许肉豆蔻衣

少许肉豆蔻·少许丁香粉

1/4咖啡匙量的肉桂粉·1个橙子的果皮丝

2汤匙量的橙汁·1根大香蕉,去皮捣碎

2汤匙量的奶油奶酪·4片切片白面包

2汤匙量的山核桃碎(可选)

1汤匙量的植物油

66

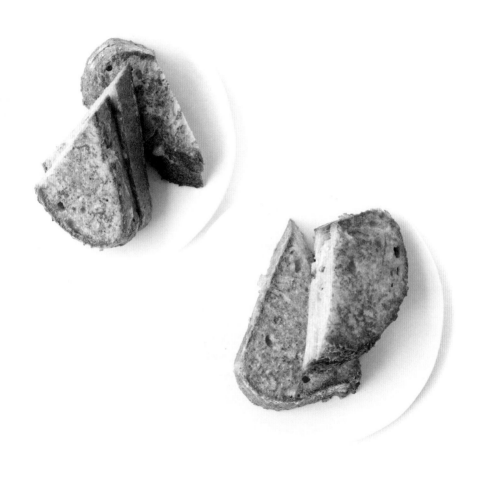

　　将鸡蛋、一半融化的黄油、盐、香料、果皮和橙汁放入深口沙拉盆，搅打。
另一个沙拉盆中，加入捣碎的香蕉和奶油奶酪，搅打。将搅打好的香蕉泥
抹在面包片上，撒上山核桃碎（可选），再盖上一片面包片，做成三明治。
轻轻按压。用长柄平底锅加热剩下的黄油和植物油。三明治浸在蛋液中，每
　　一面都充分吸收蛋液，同时保证面包不会泡变形。油煎三明治2分钟，
　　　底面变成金黄色、口感酥脆。翻面再煎1分钟。煎好后，立即食用。

奶酪草莓吐司

4人份——备餐时间: 10分钟

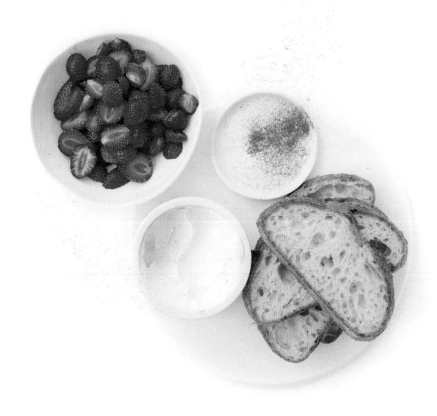

所需食材

4厚片酵母面包或者乡村面包

200g奶油奶酪

200g草莓，去梗、切片

少许肉桂粉

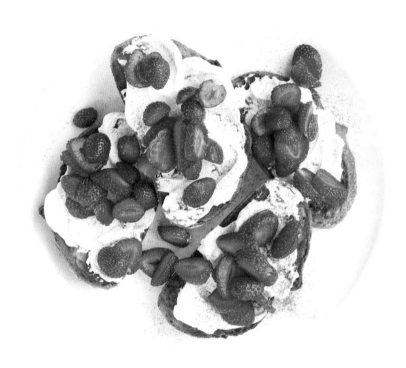

烘烤面包片。同时，搅打奶油奶酪使之变软。
在烤好的面包片上涂一层厚厚的奶油奶酪，
盖一层草莓片，撒上肉桂粉。立即食用。

零食

　　用健康零食代替你平时爱吃的含糖食品。不要食用过多的干果，因为其糖分含量与营养含量同样丰富。

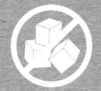

爆米花

2~4人份——备餐时间：10分钟

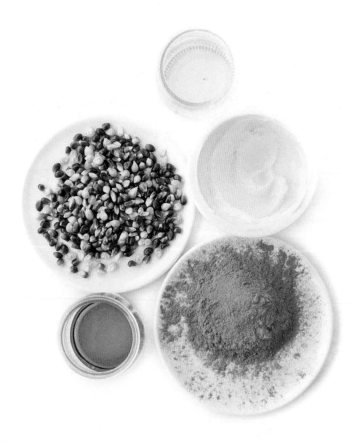

所需食材

50g淡黄油，融化

2咖啡匙量的香草精

1汤匙半量的植物油

50g爆米花专用玉米

肉桂粉，可根据个人口味适量增减

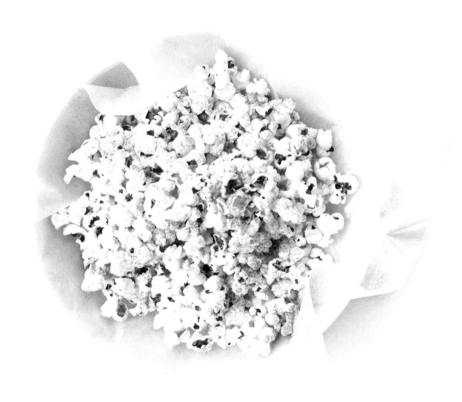

打蛋器搅打黄油和香草精，留以备用。用带锅盖的厚底平底锅，中大火热油，并加上4粒爆米花专用玉米。盖上锅盖。一旦玉米粒爆开，将锅端离炉灶，加入剩下的玉米粒。搅拌均匀后，重新把锅放回去加热，盖上锅盖。加热过程中，不时搅拌，直到玉米"爆裂声"次数减少至间隔3秒钟。关火，等到全部的玉米粒都爆裂。浇上香草精和黄油，撒上肉桂粉，搅拌。完成后立即食用。

辣味杏仁

350g——备餐时间：1小时

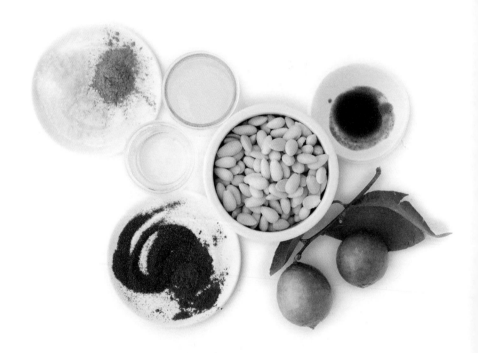

所需食材

60ml青柠汁

2个青柠的果皮丝

1汤匙量的融化的椰子油

1咖啡匙量的烟熏甜味红椒粉

1咖啡匙量的超辣辣椒粉

1咖啡匙量的肉桂粉

2咖啡匙量的盐

12滴塔巴斯科辣椒酱，可根据个人口味自由选择

300g过筛杏仁

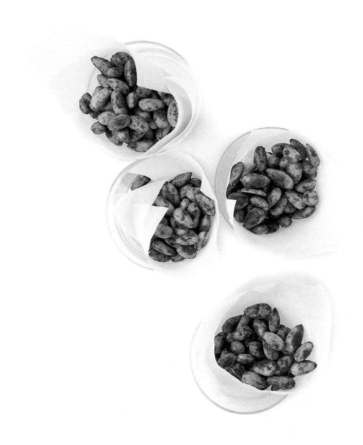

　烤箱预热至120℃，将1~2个烤盘铺上烘焙纸（可能需要分几次才能烤完所有杏仁）。将除杏仁以外的原料放入沙拉盆里搅拌。然后加入杏仁，继续搅拌，保证每个杏仁都裹上辣椒酱。把杏仁摊在事先准备好的烤盘中，不要让杏仁堆叠在一起，放在烤箱中烘烤45分钟~1小时，中间翻动一次，保证受热均匀直至杏仁变成金黄色，注意不要将杏仁烤焦。辣味杏仁放在烤盘中冷却后，即可食用。

焦糖果丹皮

30cm×25cm大小的2块——备餐时间：6小时30分钟到8小时

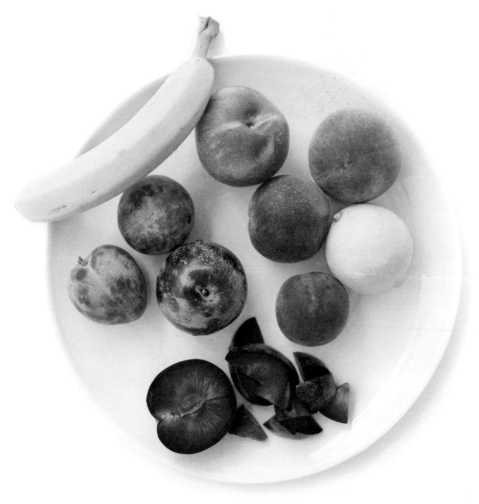

所需食材

800g熟核水果，例如李子、桃或者杏，带皮切碎
几滴柠檬汁
1根香蕉，去皮（可选）

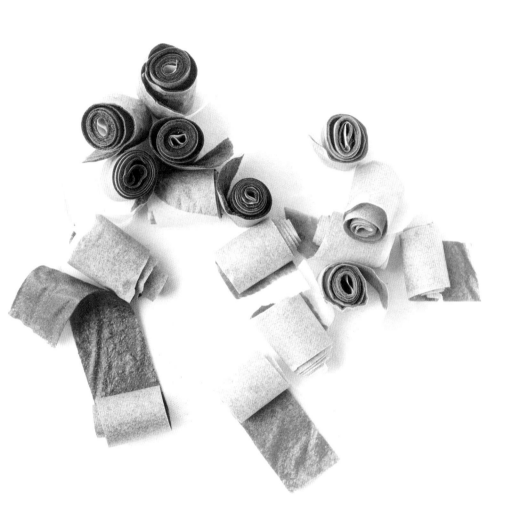

两个烤盘，铺上烘焙纸。将水果放在平底锅中，加柠檬汁和少许水。文火慢炖，并经常搅拌，直到水果中的果汁释放出来。关小火，盖上锅盖，继续加热15分钟，并不时搅拌，直至水果变软。继续搅拌直至水果酱质地柔滑。试尝水果酱，可根据个人口味加入适量香蕉（增加甜味），重新搅拌。烤箱预热至50℃。将水果酱均匀地摊在烤盘上，厚度约为3~5mm。烘焙6~8小时，直至水果酱变成胶状，很容易就从烘焙纸上揭下来。切成条或卷成卷食用。

水果蘸酱

4~6人份——备餐时间：10分钟

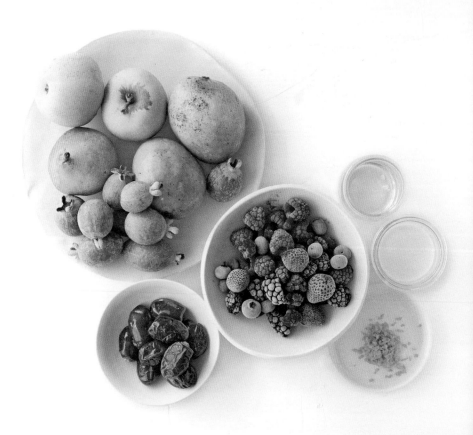

所需食材

180g速冻浆果，解冻

100g鲜椰枣，去核

3汤匙量的融化的椰子油

3汤匙量的椰汁

半个橙皮丁·水果切成条块

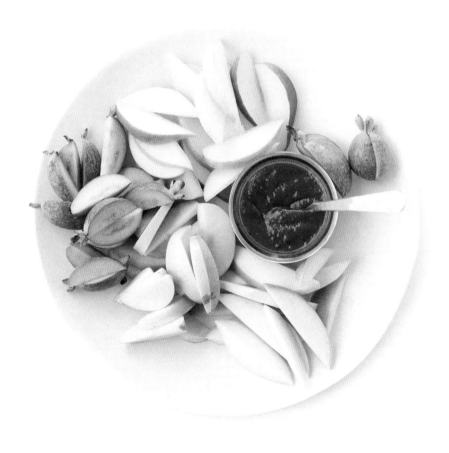

把浆果、椰枣放在搅拌碗中，搅打至质地柔滑。加入除水果条块以外的
其余原料，继续搅打，直至所有原料充分混合，质地均匀。
用水果条块蘸取做好的果酱食用。

香蕉吐司

2片——备餐时间：10分钟

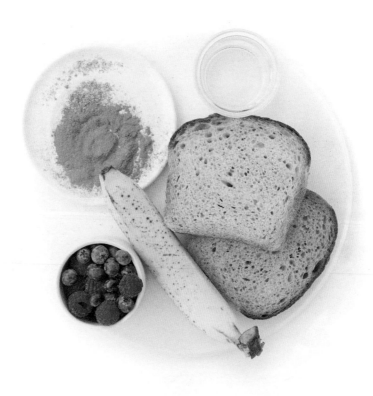

所需食材

20ml椰子油·1根香蕉
1咖啡匙量的肉桂粉
少许肉豆蔻粉
2片全麦面包
1份混合浆果，搭配食用

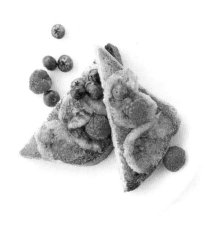

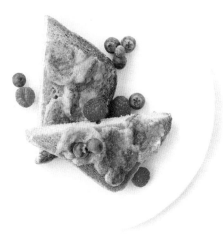

用中大火在长柄平底锅中加热融化椰子油。香蕉切片，放在平底锅中煎软，且两面焦糖化。撒上肉桂粉和肉豆蔻粉，继续加热1分钟。按照个人口味，或搅打或捣碎香蕉片。将香蕉酱抹在烤热的面包片上。香蕉吐司与浆果搭配食用。

苹果脆片

60片——备餐时间：4~5小时

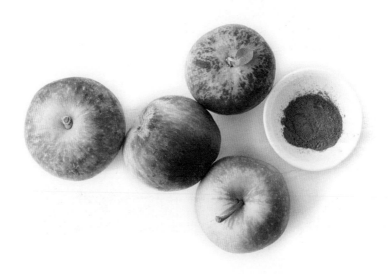

所需食材

4个苹果
1咖啡匙量的肉桂粉

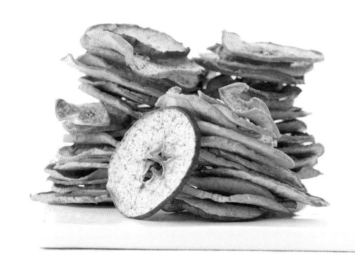

烤箱预热至110℃，烤盘铺一层烘焙纸。将苹果斜切成薄片，最好使用曼陀林切片机。把苹果片摆放在烤盘上，注意不能堆叠，撒上肉桂粉。放在烤箱中烘焙4~5小时——烘焙时间取决于苹果片的厚度——中间翻动一次。烤好的苹果片呈浅棕色，质地开始变硬。关火后，让苹果片在烤箱中冷却。苹果片需密封保存。

橙味香脆棒

40根——备餐时间：1小时，松醒时间2小时40分钟

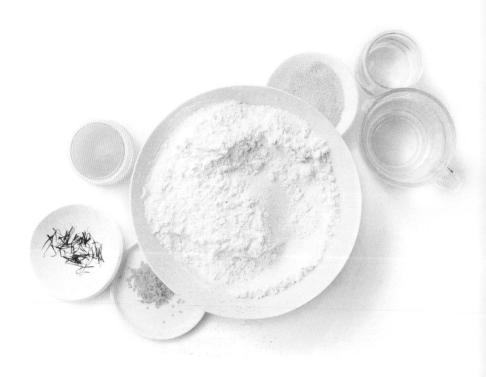

所需食材

90ml热橙汁

少许藏红花丝

10g面包酵母

200ml温水

450g面粉，可适量多准备一些

1咖啡匙量的盐

1个橙子的橙皮丝

植物油

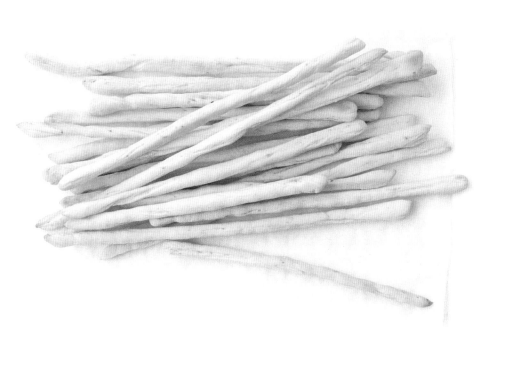

热橙汁与藏红花放在碗中，留以备用。在另一个碗中，用温水化开酵母，静置5分钟。把面粉、盐、橙皮丝放在沙拉盆中，用温水和橙汁和面。把和好的面团放在撒有面粉的工作台上，揉10分钟。揉好的面团放在抹油的沙拉盆中，盖上盖松醒20分钟。取出面团，放在抹油的工作台上，拉长后，对折再对折，最后揉成一个圆球状。将面团放回抹油的沙拉盆中，盖上盖松醒2小时。烤箱预热至200℃，两个烤盘都铺一层烘焙纸，砧板上撒面粉。用拳头挤出面团中的空气，放在砧板上，把面团擀成5mm厚的长方形面皮。把面皮切成2cm宽的面条，卷成笔状。将面卷摆放在准备好的烤盘中，刷一层油，松醒20分钟。烘焙20分钟，放在烧烤架上冷却。

炸面球

24个——备餐时间：40分钟，松醒时间2~3小时

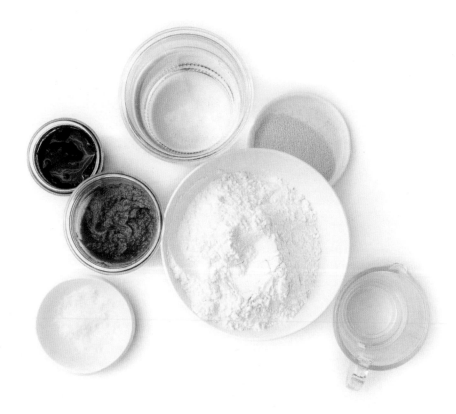

所需食材

1咖啡匙半量的面包酵母

60ml温水 · 300g面粉

1咖啡匙量的盐

750ml油炸用植物油，可适量多准备一些

蓝莓果酱（见P28）或水果蘸酱中的果酱，搭配食用

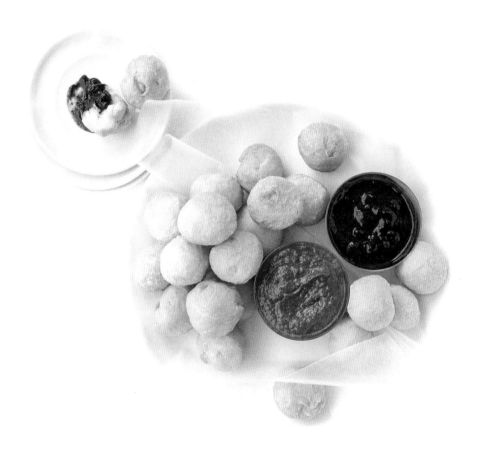

酵母倒在碗中，用温水化开，静置5分钟。沙拉盆中，放入面粉和盐。用温水和好面之后，再慢慢加水，最多加120ml，做成黏面团。在抹油的工作台上，稍揉几下面团。将揉好的面团放入抹油的沙拉盆中，封上保鲜膜，放在温热的环境中松醒2~3小时或松醒至面团体积扩大一倍。用拳头挤出面团中的空气，揉和1分钟。把面团分成24等份，团成小圆球。将750ml植物油加热至175℃。面球放在热油中炸6分钟，一次不要炸太多防止面球粘连，同时不断翻动，直至炸成金黄色。用漏勺捞出炸好的面球，放在吸油纸上吸去多余油脂。面球趁热蘸着蓝莓果酱或水果蘸酱食用。

杏干椰果球

50个——备餐时间：15分钟

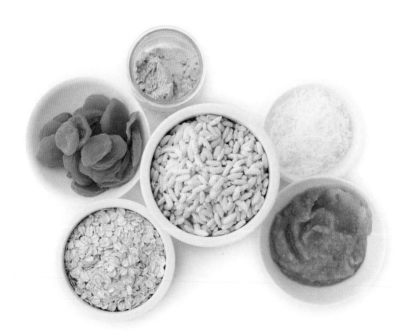

所需食材

120g燕麦片

70g花生酱（见P26）

100g杏干·40g爆大米花

20g椰丝，可适量多准备一些

80~100g无糖苹果泥（见P22）

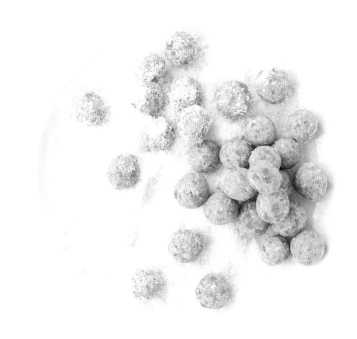

在搅拌机中把燕麦片磨成粉，加入花生酱、杏干、爆大米花和椰丝。搅打至质地均匀。加入80g无糖苹果泥，搅打成糊，根据口味偏好，可以适量再加入苹果泥。将面糊团成50个大小相同的球，并在椰丝里滚一滚。密封冷藏保存。

活力架

16块——备餐时间：15分钟，静置时间2小时

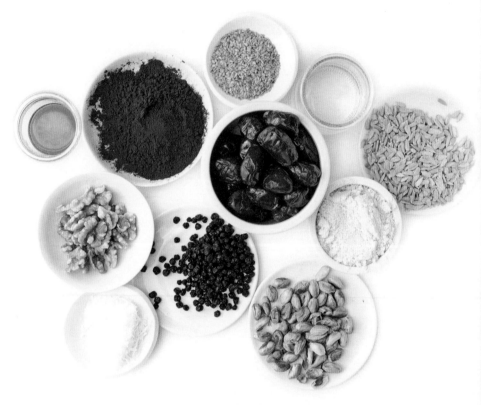

所需食材

400g鲜椰枣，去核

60ml融化的椰子油·2咖啡匙量的香草精

40g无糖可可粉

125g杏仁粉·少许盐

1满汤匙量的亚麻籽

40g开心果，粗略打碎·40g核桃仁，粗略打碎

50g蓝莓干·50g葵花子

2汤匙的椰丝

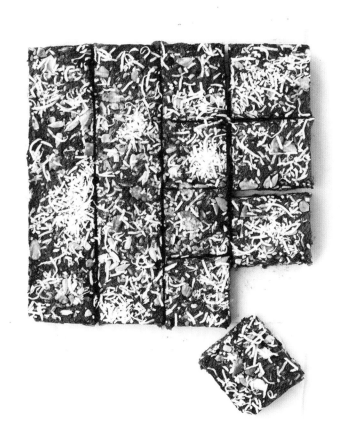

将椰枣搅打成泥。加入椰子油、香草精和可可粉，重新搅打至质地柔滑。将混合物倒入沙拉盆中，加入杏仁粉，搅拌。慢慢加入除椰丝外的其他食材，搅拌均匀。在边长20cm的方形烘焙模中，铺一层烘焙纸，倒入混合物。用勺背压实，撒一层椰丝后，再轻轻按压。冷藏2小时后，切成小方块。密封冷藏保存。

椰枣核桃架

16块——备餐时间：10分钟，静置2小时

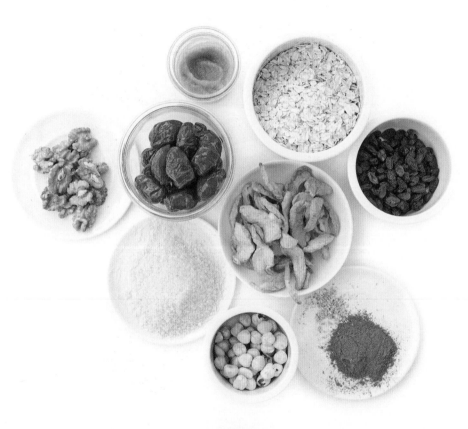

所需食材

225g鲜椰枣，去核

150g燕麦片

80g葡萄干·50g苹果干

50g过筛榛子·25g杏仁粉·25g核桃仁

3汤匙量的无糖苹果泥（见P22）

1咖啡匙半量的肉桂粉

少许肉豆蔻粉

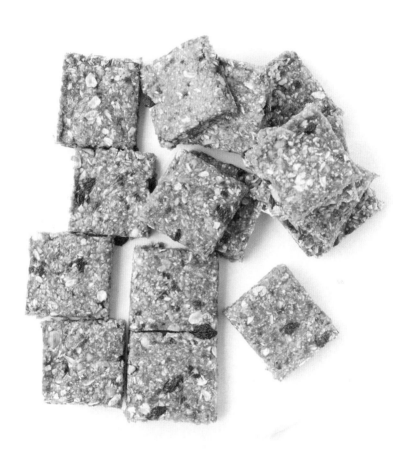

将所有原料放入搅拌机中，搅打至混合物质地黏稠，但还有小坚果颗粒
夹杂其间。在边长20cm的方形烘焙模或烤盘中，铺一层保鲜膜，
倒入混合物。冷藏后，切成小方块。密封冷藏保存。

巧克力葡萄干

350g——备餐时间：10分钟，静置2小时

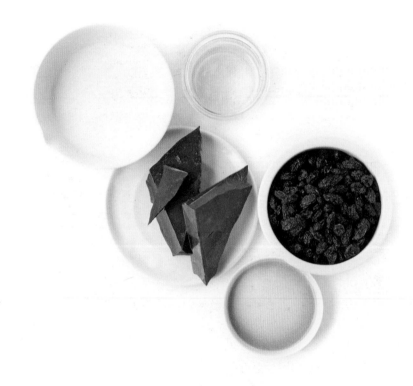

所需食材

100g黑巧克力（可可含量100%），擦丝

80ml椰子油

4汤匙量的浓稠鲜奶油

1咖啡匙量的香草精

200g葡萄干

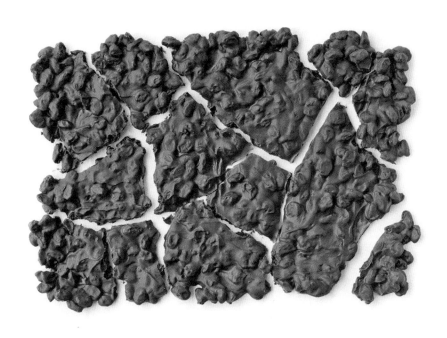

在烤盘上铺一层硫化纸。将巧克力和椰子油放入沙拉盆中，用隔水炖锅融化，同时不断搅拌使其质地均匀。从平底锅中取出沙拉盆，加入鲜奶油和香草精，最后加入葡萄干。将巧克力葡萄干倒在准备好的烤盘中，注意葡萄干之间不能重叠。冷藏2小时后，敲成碎块。密封冷藏保存。

夹心椰枣

24枚——备餐时间: 15分钟

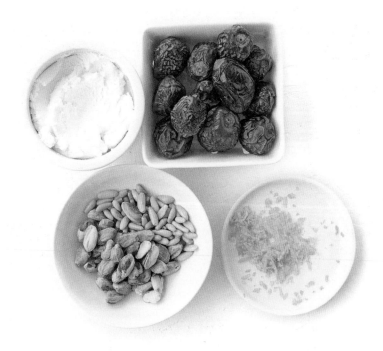

所需食材

120g新鲜山羊奶酪
1咖啡匙量的橙皮粒
50g壳类坚果, 开心果、杏仁或核桃碎
240g鲜椰枣, 去核

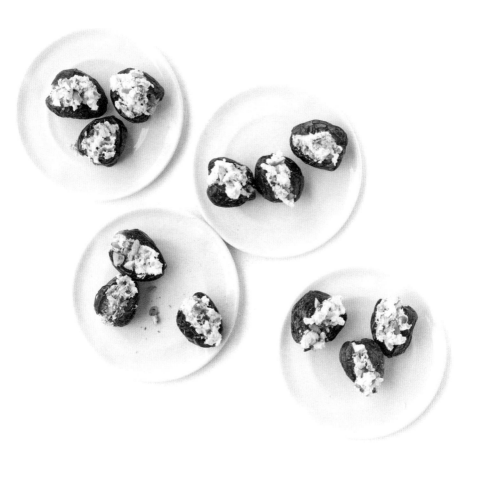

将山羊奶酪和橙皮粒搅打成柔滑的奶油状，然后加入坚果碎。轻轻掰开椰枣，
用小勺或小刀把奶酪馅填进去。轻轻捏紧椰枣，制作完成后立即食用。

椰枣芝麻酱软糖

24块——备餐时间：15分钟，静置1~2小时

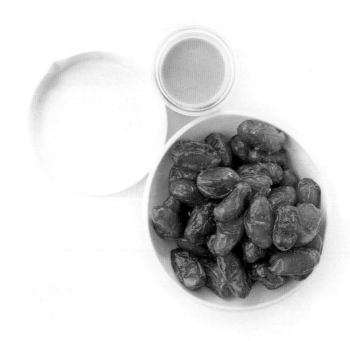

所需食材

400g鲜椰枣，去核
120g芝麻酱
120ml浓稠鲜奶油
少许盐

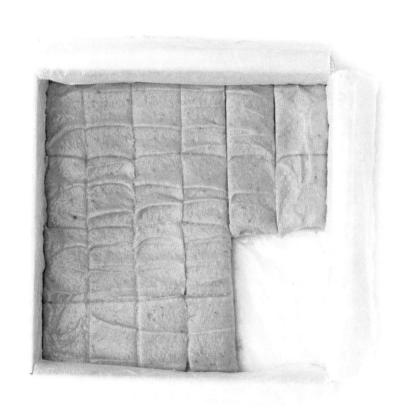

　　在边长20cm的冷冻专用模中，铺一层纸。椰枣放在搅拌机中，搅打成糊状，加入芝麻酱、鲜奶油和盐。重新搅打成柔滑的奶油状。将混合物倒入准备好的冷冻模中，用刮刀抹平表面。冷冻2小时，切成长方块。密封冷藏保存。

糕点

  通过学习本章食谱，不使用添加糖就能做出一道美味甜品。

薄脆饼干·蓝莓苹果松饼

蜜桃松饼·香蕉面包

巧克力李子蛋糕·胡萝卜蛋糕

覆盆子杏仁佛卡夏面包·司康饼

花生黄油曲奇

巧克力饼干·果酱饼干

薄脆饼干

16块——备餐时间：30分钟，松醒时间25分钟

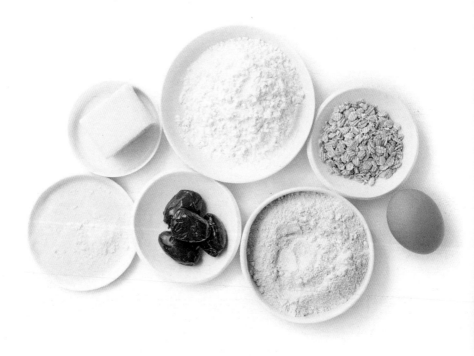

所需食材

60g面粉，可额外多准备一些

60g全麦面粉

半咖啡匙量的盐

60g淡黄油，切丁

2汤匙量的双粒麦片

40g干椰枣碎，去核

1个蛋黄

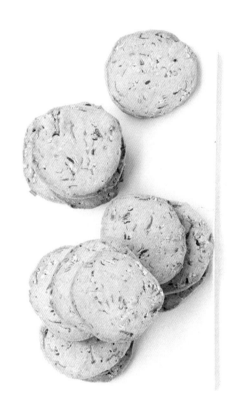

　　面粉和盐放在沙拉盆中，加入黄油丁，用指尖捻和。加入麦片、椰枣碎，和匀，然后加入一个蛋黄和1汤匙量的水。工作台撒上面粉，将面团取出，揉1分钟，然后把面团揉成直径6cm的面条。裹一层锡箔纸，冷冻20分钟。烤箱预热至180℃，大烤盘中铺一层锡箔纸。取出面条，切成5mm厚的面饼，放在烤盘上。烘焙12~15分钟，直至饼干呈金黄色。烤好后，先在烤盘中松醒5分钟，再在烘焙架上冷却。密封保存。

蓝莓苹果松饼

12块——备餐时间：40分钟

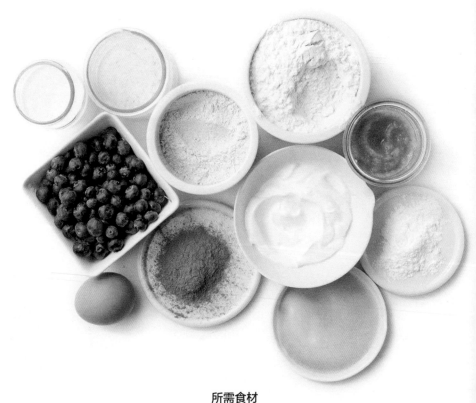

所需食材

150g面粉·50g全麦面粉

1咖啡匙半量的发酵粉

2咖啡匙量的肉桂粉

少许撮盐·75g淡黄油，融化再冷却

75g无糖苹果泥（见P22）

100g希腊酸奶·100ml牛奶

1咖啡匙量的香草精

1个中等大小的鸡蛋·150g蓝莓

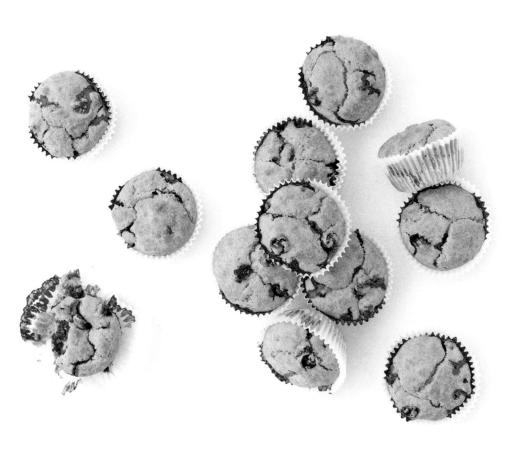

烤箱预热至200℃，在12孔的松饼模中放入纸杯。将面粉、发酵粉、肉桂粉和盐放在沙拉盆中。在另一容器中，放入黄油、苹果泥、酸奶、牛奶、香草精和鸡蛋，搅打。混合物搅打均匀后，倒入盛有干粉原料的沙拉盆中，继续搅拌均匀。加入蓝莓。用勺把混合物舀入纸杯中，烘焙20分钟，或直至松饼变成金黄色，插入其中的刀片可以干净地抽出即可。烤好的松饼放在烘焙架上晾凉。

蜜桃松饼

9块——备餐时间：40分钟

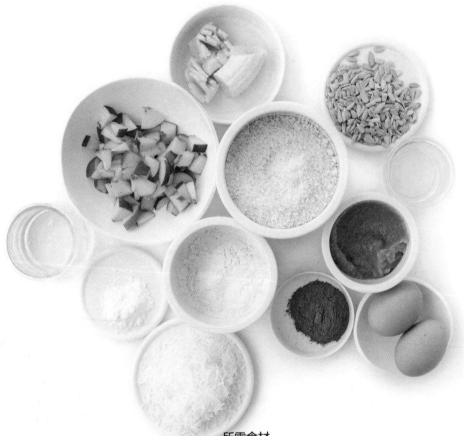

所需食材

140g杏仁粉·40g面粉·20g椰丝

2咖啡匙量的肉桂粉·半咖啡匙量的发酵粉

少许盐·20g葵花子·2个大鸡蛋

半根熟香蕉，碾成质地柔滑的香蕉泥

3汤匙量的融化的椰子油

4汤匙量的无糖苹果泥（见P22）

1咖啡匙量的香草精

160g熟蜜桃，切丁，可额外多准备一些

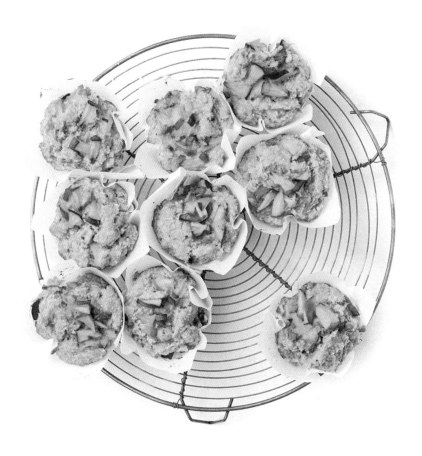

烤箱预热至180℃，在9孔的松饼模中放入纸杯。将杏仁粉、面粉、发酵粉、
肉桂粉、椰丝、盐和葵花子放入沙拉盆中，用打蛋器搅打。在另一容器中，
放入椰子油、香蕉泥、苹果泥、香草精和鸡蛋，搅打。混合物搅打均匀后，
倒入盛有干粉原料的沙拉盆中，继续搅拌均匀。加入160g蜜桃丁。用勺把
混合物舀入纸杯中，撒几粒蜜桃丁，烘焙20分钟，或插入其中的刀片
可以干净地抽出即可。烤好的松饼放在烘焙架上晾凉。

香蕉面包

1大块——备餐时间：1小时

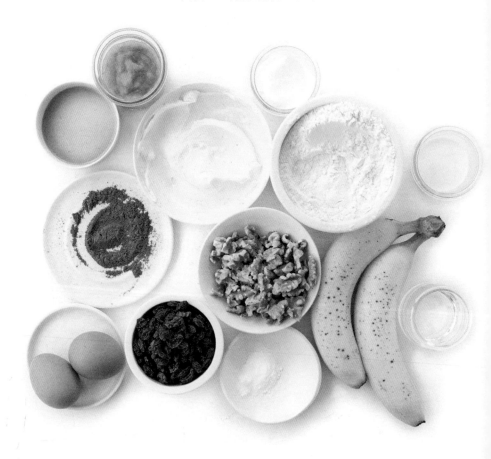

所需食材

植物油，用于给面包模上油

225g面粉，可适量多准备一些

100g淡黄油，加热变软・120g无糖苹果泥（见P22）

2个大鸡蛋・40g希腊酸奶・1咖啡匙量的苏打

少许盐・1咖啡匙量的牙买加胡椒粉

2汤匙量的牛奶・125g葡萄干

2根熟香蕉，去皮・75g核桃碎

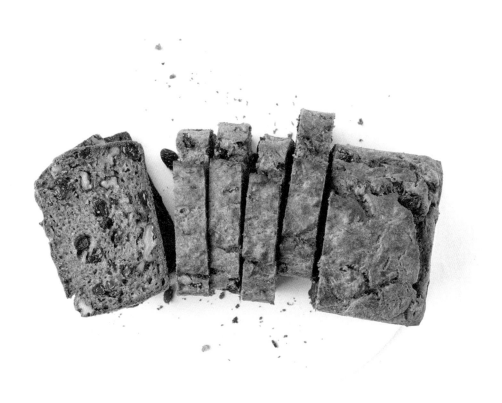

烤箱预热至180℃，在12cm×25cm的面包模上抹油。将黄油和苹果泥放入沙拉盆中，搅打至浓稠奶油状，有残留的凝块亦无碍。慢慢加入鸡蛋、酸奶、香草精和香蕉。在另一个容器中，加入面粉、苏打、盐和牙买加胡椒粉。将干粉原料倒入香蕉混合物中，并不时交替加入牛奶。加入葡萄干和核桃。将混合物倒入事先准备好的面包模中，抹平表面，烘焙40分钟，或插入其中的刀片可以干净地抽出即可。烤好后，在面包模中松醒5分钟后，再放在烘焙架上晾凉。

巧克力李子蛋糕

6~8人份——备餐时间：45分钟

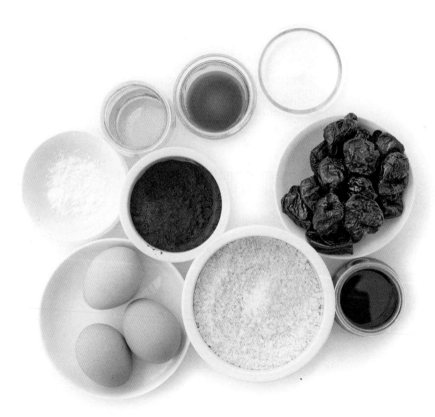

所需食材

140g杏仁粉

45g无糖可可粉

半咖啡匙量的发酵粉

少许盐·200g去核李子干

80ml淡雪利酒或葡萄汁

2汤匙量的橄榄油

2咖啡匙量的香草精

3个大鸡蛋

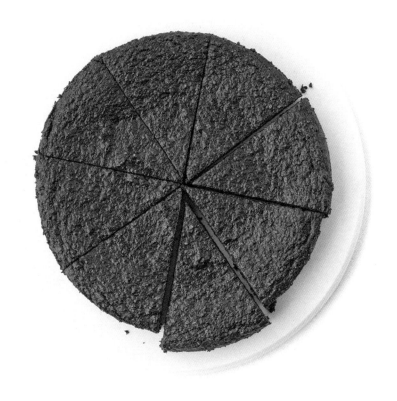

烤箱预热至170℃，在直径20cm的活底蛋糕模内抹油。将杏仁粉、可可粉、发酵粉和盐混合，留以备用。用平底锅慢炖李子干和雪利酒或葡萄汁，水分蒸发至锅内只剩下2汤匙量的液体。液体冷却后倒入搅拌盆中。加入120ml水、橄榄油和香草精，搅打成糊状。把混合物倒入沙拉盆中，加入鸡蛋，搅打成轻盈的奶油状。再加入杏仁粉混合物，搅拌均匀。最后，将混合物倒入事先准备好的模具中，烘焙25分钟。脱模前，让蛋糕在模具中冷却几分钟。待温热或常温时食用。

胡萝卜蛋糕

6~8人份——备餐时间：1小时

所需食材

150ml葵花子油，可适量多准备一些·125g面粉，可额外多准备一些·125g全麦面粉

1咖啡匙量的发酵粉·1咖啡匙量的苏打·少许盐·2咖啡匙量的肉桂粉

半咖啡匙量的姜粉·50g核桃碎·80g葡萄干·150g香蕉泥

3个大鸡蛋，轻轻搅打·150g菠萝碎·200g胡萝卜丝

奶油膏

100g淡黄油，加热变软·150g奶油奶酪·2咖啡匙量的香草精

1咖啡匙量的肉桂粉·90~135g无糖苹果泥（见P22），可根据个人口味适量增减

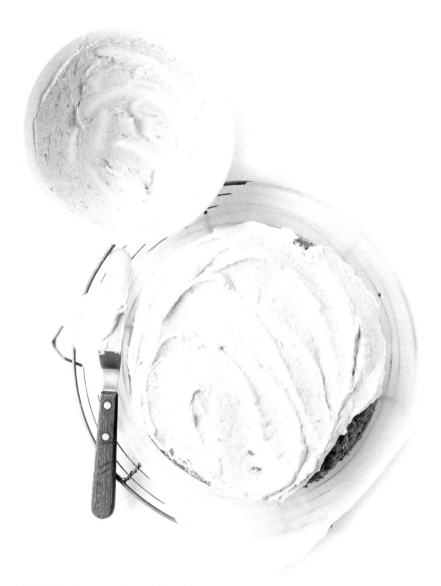

烤箱预热至180℃，在22cm的活底蛋糕模内抹油。在沙拉盆中，放入面粉、发酵粉、苏打、盐、香料、核桃碎和葡萄干。在另一个容器中，放入香蕉泥、油和鸡蛋搅打。混合物搅打均匀后，倒入盛有干粉原料的沙拉盆中，继续搅拌均匀。加入菠萝碎和胡萝卜丝。将混合物倒入事先准备好的模具中，烘焙30~40分钟。其间，将黄油、奶油奶酪、香草精、肉桂粉和无糖苹果泥混合在一起，搅打。冷藏保存至使用前。蛋糕完全冷却后，在表面抹上奶油膏即可食用。

覆盆子杏仁佛卡夏面包

6~8人份——备餐时间：45分钟，松醒1小时20分钟

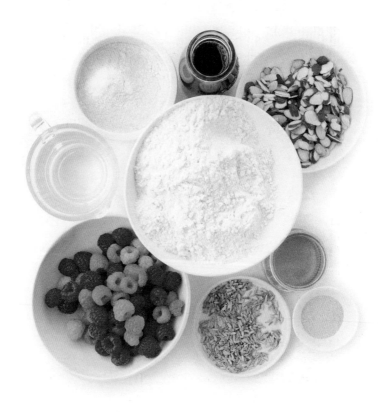

所需食材

400g白面包专用面粉，可额外多准备一些

100g粗粒面粉·2咖啡匙量的茴香籽（可选）

少许盐·7g面包发酵粉

300ml温水·橄榄油

250ml无糖红葡萄汁、石榴汁或苹果汁

200g覆盆子

1把杏仁片

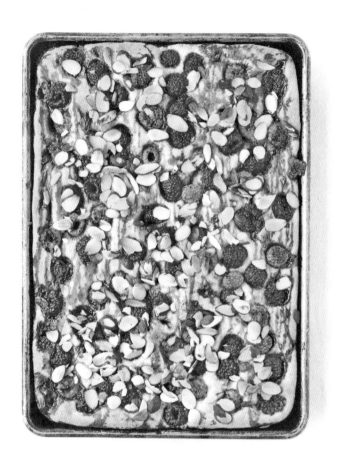

在沙拉盆中，放入面粉、粗粒面粉、茴香籽和盐。温水化开发酵粉，静置5分钟。在干粉类原料中间挖一个坑，慢慢倒入温水，揉成面团。大力揉和10分钟：开始时，面团黏性很大，但尽量不要朝工作台上撒干面粉。将揉好的面团放在抹油的沙拉盆中，盖上盖，松醒1小时。其间，用平底锅慢慢熬果汁，直至剩下60ml浓果汁，冷却。在20cm×30cm的烤盘上抹油，取出发酵的面团，放在烤盘中，擀平。在面皮表面按入覆盆子，浇上浓缩果汁，撒上杏仁片，最后抹一层油。盖上布，松醒20分钟。烤箱预热至220℃，烘焙20分钟。烤好后，放在金属烘焙架上冷却15分钟，即可食用。

司康饼

8块——备餐时间：40分钟

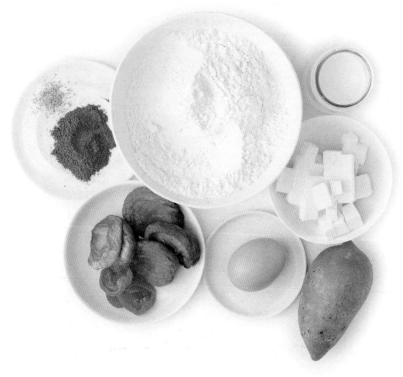

所需食材

275g掺有发酵粉的面粉，可额外多准备一些
1咖啡匙半量的牙买加胡椒粉
少许盐
少许肉豆蔻粉
80g淡黄油，切丁
100g桃、杏或油桃干，或三者混合
150g烤红薯泥
1个大鸡蛋
75ml牛奶，可额外多准备一些

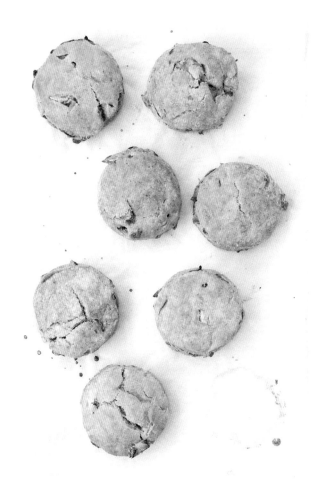

烤箱预热至220℃。将面粉、牙买加胡椒粉、盐和肉豆蔻粉放在沙拉盆中，用打蛋器搅打。加入黄油丁，并用指尖碾压，直至混合物呈面包屑状，加入果干。在另一沙拉盆中，加入红薯泥、一个鸡蛋和4汤匙量的牛奶，搅拌均匀后，再加入干粉类原料。做成质地柔软、成形不散落的面团。在撒有面粉的工作台上，把面团做成一张2.5cm厚的面饼，用直径7cm的冲头切出小圆饼。整合剩下的边角面皮，再切几个小圆饼。重复以上过程，直至用完面皮。将小圆饼放在烤盘中，抹上牛奶，烘焙12分钟，直至面饼膨胀，变成金黄色。温热的司康饼，可以搭配鲜奶油和蓝莓酱食用（见P28）。

花生黄油曲奇

12块——备餐时间：30分钟

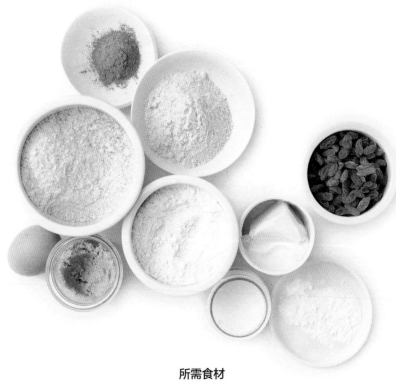

所需食材

100g面粉

50g全麦面粉

100g杏仁粉

半咖啡匙量的苏打

2咖啡匙量的肉桂粉

少许盐·75g淡黄油，加热软化

1个大鸡蛋，搅打

4汤匙量的花生酱（见P26）

100g葡萄干

2汤匙量左右的牛奶

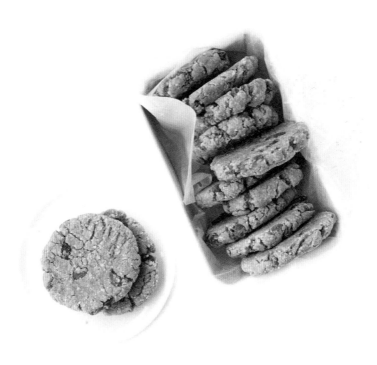

烤箱预热至180℃。将面粉、杏仁粉、苏打、肉桂粉和盐混合在一起，留以备用。搅打黄油至颜色变白，慢慢加入鸡蛋和花生酱，搅拌。加入干粉类原料和葡萄干，倒入适量牛奶，和成质地柔软的面糊。用汤勺舀满面糊，做成小面团，再用叉子齿压成5mm厚的圆饼。烘焙10分钟，直至饼干呈金黄色。烤好的饼干放在烘焙架上冷却。

巧克力饼干

14块——备餐时间：30分钟

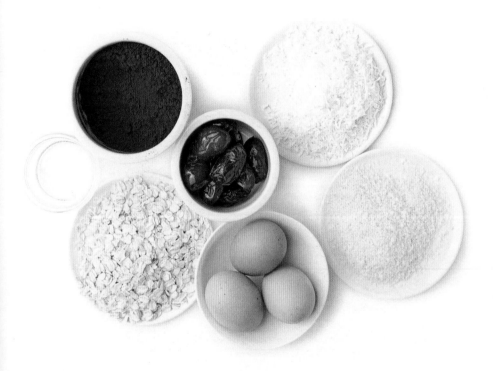

所需食材

100g去核鲜椰枣

60g无糖可可粉

30g杏仁粉

3个蛋清

1汤匙量融化的椰子油

40g燕麦片

30g椰丝

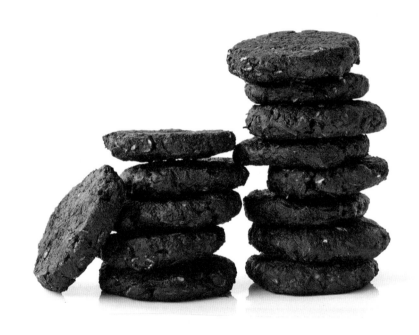

烤箱预热至170℃，烤盘中铺一层锡箔纸。将椰枣、可可粉、杏仁粉和蛋清放在
搅拌机中，搅打至质地柔滑。加入椰子油，间歇性搅拌使之充分混合。

搅打好的混合物倒入沙拉盆中，加入麦片和椰丝。搅拌均匀后，
再做成一个个小面团，放在烤盘上，压成直径为6cm的面饼。

烘焙5分钟，翻面，继续烘焙5分钟。饼干放在烤盘中冷却即可。

果酱饼干

30块——备餐时间：40分钟

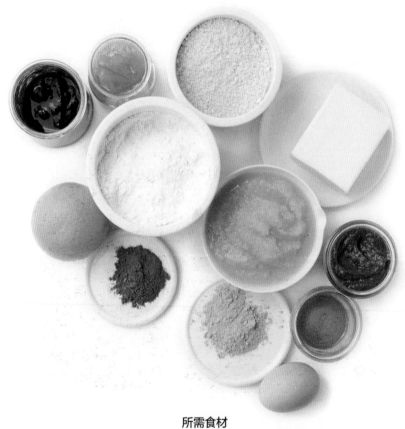

所需食材

180g淡黄油，加热变软

230g无糖苹果泥（见P22）

1个鸡蛋，轻轻搅打·2咖啡匙量的香草精

1个橙皮，切丝

90g左右的杏仁粉

180g面粉·1/4咖啡匙量的盐

1咖啡匙量的肉桂粉·1咖啡匙量的姜粉

250g蓝莓果酱（见P28）或其他无糖果酱

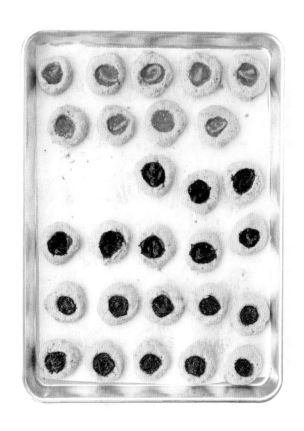

　　烤箱预热至160℃，烤盘铺一层烘焙纸。将黄油和无糖苹果泥混合在一起，搅打成奶油状。慢慢加入鸡蛋、香草精和橙皮丝，搅拌均匀。再加入杏仁粉、面粉、盐和香料，搅拌均匀，揉和成质地结实的面糊。如果面糊质地过软，可以适量添加杏仁粉。用汤勺把面糊舀在事先准备好的烤盘上。用手指把面丸压成直径为5cm的面饼，并用拇指在中间压一个小窝。烘焙20分钟，或至饼干呈淡淡的金黄色。趁热在烤好的饼干上，用咖啡匙浇一些果酱。

甜品

　　谁不想吃完饭后再来份甜品呢？虽然以下食谱中不含糖分，但每一道都是舌尖的享受。

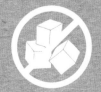

水果沙拉·焦糖果梨

无花果乳酒·巧克力慕斯

牛奶奇亚籽·黄油面包布丁

苹果果冻·水果粗粮脆·苹果馅饼

芝士蛋糕·柠檬椰果冰激凌

浆果冰激凌·巧克力冰激凌

草莓冰棒·甜瓜苹果冰沙

水果沙拉

4人份——备餐时间：25分钟

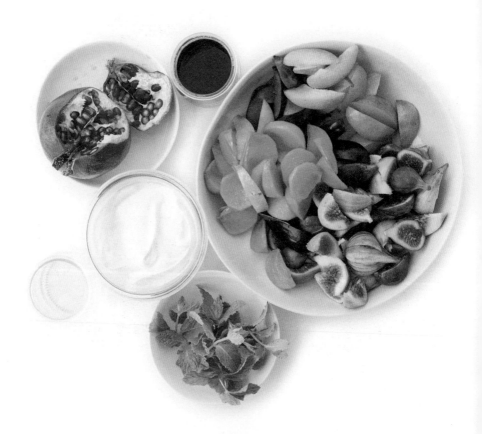

所需食材

250g希腊酸奶

4汤匙量的薄荷碎，可额外多准备一些

4汤匙量的石榴糖浆

1咖啡匙量的玫瑰汁

700g混合水果、柿子碎、李子碎和无花果碎

4汤匙量的石榴籽

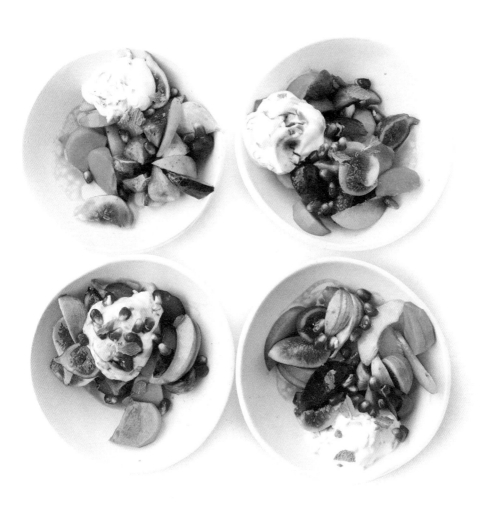

薄荷碎倒入酸奶中，密封冷藏留以备用。其间，将石榴糖浆和玫瑰汁混合在一起，搅打均匀作为调味汁使用。把混合水果碎放在沙拉盆中，倒入一半调味汁，静置15分钟。然后将水果碎等分盛在碗中，浇上剩下的调味汁和薄荷酸奶，最后撒上石榴籽和薄荷碎。

焦糖果梨

4人份——备餐时间：20分钟

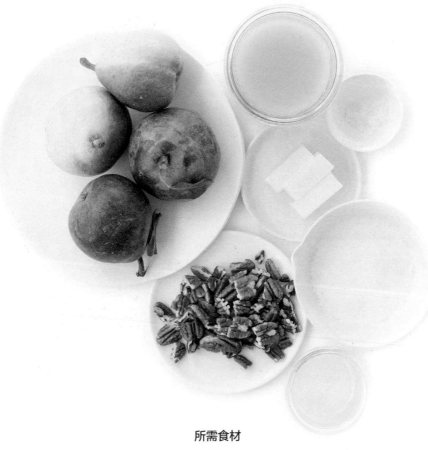

所需食材

4个质地坚硬的成熟梨

1汤匙量的柠檬汁，根据个人口味可以适量增减

3汤匙量的淡黄油·250ml无糖菠萝汁

4汤匙量的浓稠鲜奶油，可额外多准备一些

40g山核桃碎

少许盐

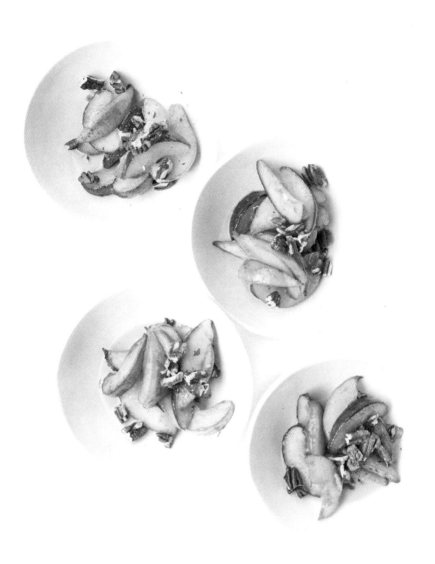

将梨切成4等份，去核后切片。梨片上浇1汤匙量的柠檬汁，留以备用。用平底
锅加热黄油至起泡时，放入梨片，中大火煎软直至焦糖化。然后倒入菠萝汁，
一边加热，一边搅拌，直至沸腾，水分不断蒸发。果汁只剩一半时，调小火，
加入鲜奶油，继续加热至混合物质地浓稠。根据个人口味，可以再加入
山核桃、适量盐、少量柠檬汁或鲜奶油。做好后请立即食用。

无花果乳酒

4人份——备餐时间：15分钟

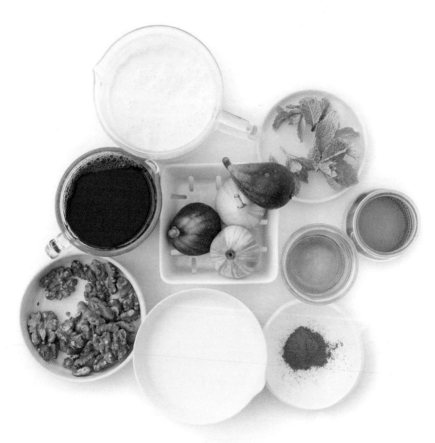

所需食材

400ml浓稠鲜奶油
1咖啡匙量的肉桂粉
2咖啡匙量的香草精
1汤匙量的甜雪利酒或无糖葡萄汁
100ml原味酸奶·4个大无花果，切块
240ml无糖葡萄汁
1汤匙量的薄荷碎·40g核桃碎

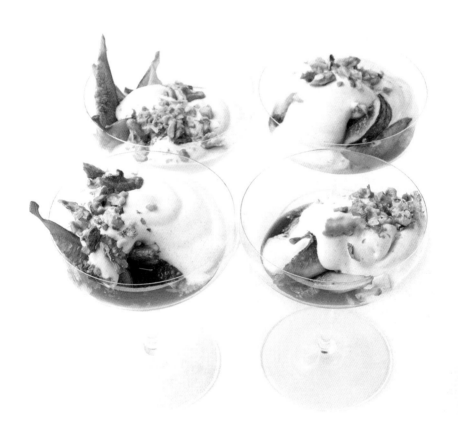

在鲜奶油中加入肉桂粉、香草精和1汤匙量的雪利酒或葡萄汁，打发；不要过分打发，因为经过冷藏，混合物仍会变浓稠。加入酸奶，冷藏保存。将无花果块放在沙拉碗中，倒入240ml葡萄汁和薄荷碎。静置5分钟，以使各种味道充分混合。然后将无花果连带果汁等分盛到碗中，浇上奶油，撒上核桃碎后立即食用。

巧克力慕斯

4人份——备餐时间：10分钟，静置3小时

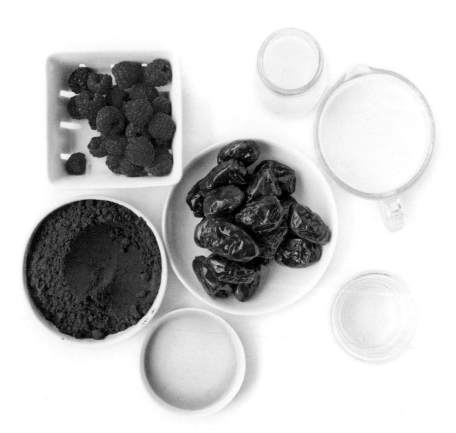

所需食材

200g鲜椰枣，去核
400ml浓稠椰汁或者椰子奶油
50g无糖可可粉·1咖啡匙量的香草精
3汤匙量的融化的椰子油
60g覆盆子，可额外多准备一些
打发奶油，搭配食用（可选）

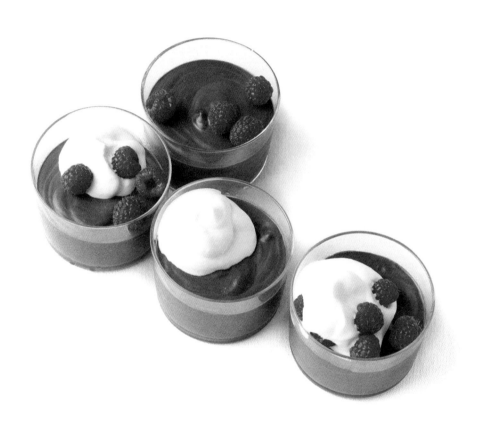

将鲜椰枣打成糊状。加入其余的原料，搅拌至质地均匀柔滑。
将混合物4等分倒入小蛋糕杯中，抹平表面，冷藏3小时。
食用前，撒上覆盆子并浇上打发的奶油（可选）。

牛奶奇亚籽

4人份——备餐时间：10分钟，静置一夜

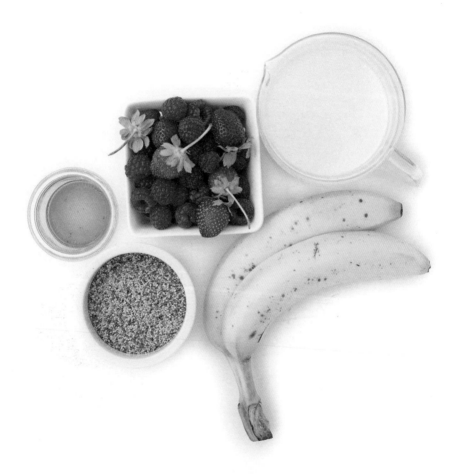

所需食材

500ml杏仁奶或牛奶·2根大香蕉
2咖啡匙量的香草精·80g奇亚籽
160g浆果，如覆盆子或草莓，或者两者混合，切碎

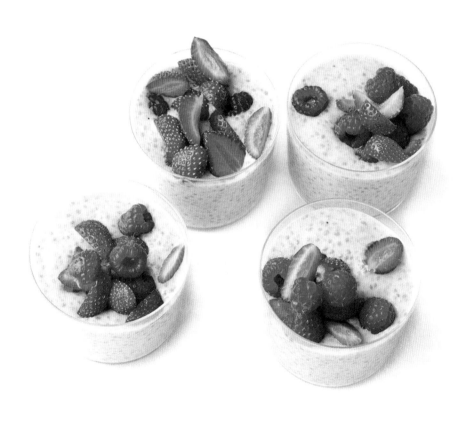

将牛奶、香蕉和香草精放入搅拌机中，搅打至质地柔滑。
将混合物倒入沙拉盆中，加入奇亚籽。封上保鲜膜，冷藏一夜。
等份盛在碗中，撒上浆果。立即食用。

黄油面包布丁

4~6人份——备餐时间：40分钟

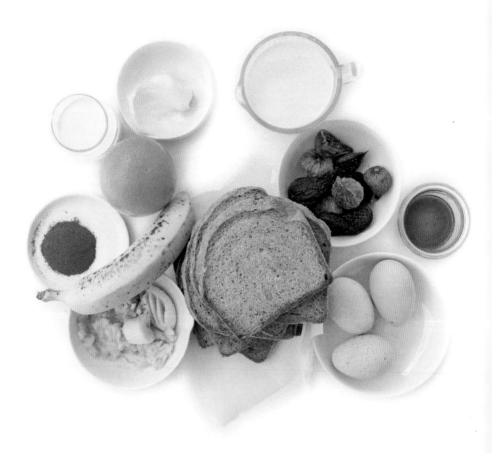

所需食材

淡黄油·8片全麦面包
1个橙皮，切丝·80g干无花果碎
3个大鸡蛋，轻轻搅打·350ml杏仁奶或牛奶
50ml浓稠鲜奶油·1咖啡匙量的肉桂粉
2咖啡匙量的香草精
150g质地柔滑的香蕉泥

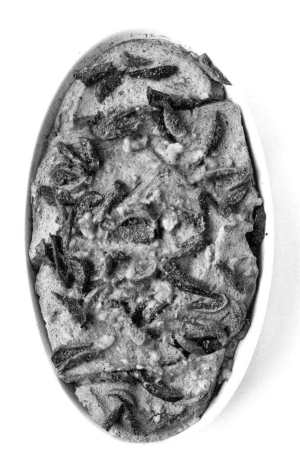

烤箱预热至180℃，1200ml的烤盘里抹一层厚厚的黄油。同时，全麦面包的一面抹上黄油，并将面包再切成两小片。将一半面包片放在烤盘中，黄油面朝上，撒一层橙皮丝和无花果碎。再盖上剩下的面包片，同样撒一层橙皮丝和无花果碎。将鸡蛋、牛奶、奶油、肉桂粉、香草精和香蕉混合在一起，搅打均匀后浇在面包片上。烘焙30分钟，直至表面变成金黄色。温热时食用。

苹果果冻

4人份——备餐时间：15分钟，静置6小时

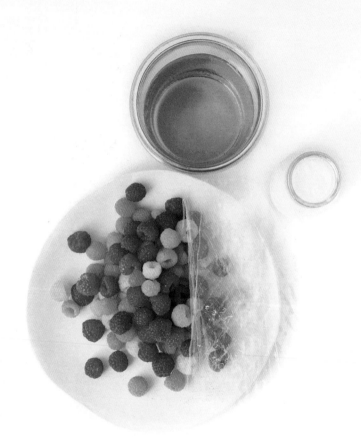

所需食材

250g覆盆子・5张明胶
600ml无糖苹果汁
打发奶油，搭配食用

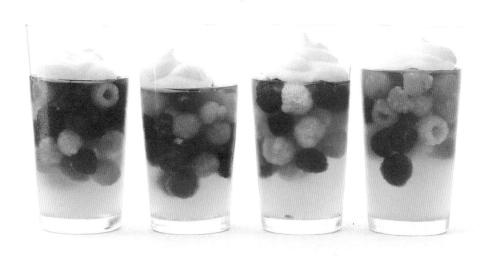

将覆盆子等分，盛在容积为330ml左右的玻璃杯中。留以备用。明胶放在可加热的沙拉盆中，加入足量苹果汁没过明胶片。静置5分钟，软化明胶。平底锅中加水加热至微微滚动时，放入沙拉盆，不断搅拌直至明胶完全融化。然后加入剩下的苹果汁，搅拌均匀后倒入盛有覆盆子的玻璃杯中。冷藏6小时，或至形成果冻即可。搭配打发奶油食用。

水果粗粮脆

4~6人份——备餐时间：30分钟

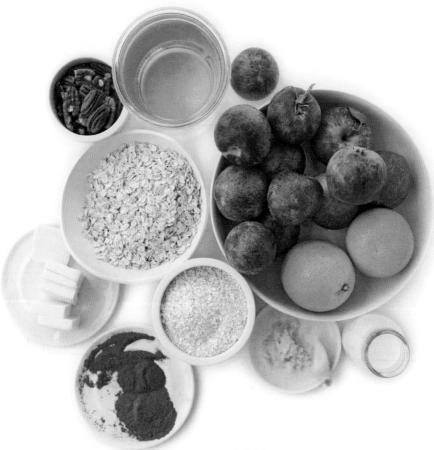

所需食材

4个红苹果，带皮切碎·8个成熟的李子，切碎

700ml无糖红葡萄汁或白葡萄汁·120g藜麦片

120g燕麦片·2个橙子，皮切丝

2咖啡匙量的牙买加胡椒面·2咖啡匙量的鲜姜粒

2咖啡匙量的肉桂粉·80g山核桃碎

1/4咖啡匙量的盐·6汤匙量的淡黄油

打发奶油，搭配食用

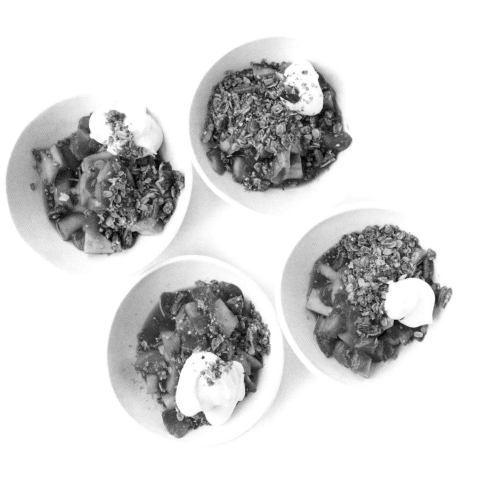

烤箱预热至180℃，烤盘内铺一层锡箔纸。用平底锅慢炖水果和葡萄汁，并不时搅拌，直至将水果煮软。捞出水果，保留果汁。将藜麦片、燕麦片、橙皮丝、姜粒、香料、山核桃碎和盐放入沙拉盆中，搅拌均匀。用大平底锅融化黄油，加入藜麦混合物。煎至黄油被充分吸收，藜麦混合物开始焦糖化。加入180ml之前保存的果汁，不断搅拌，直至果汁被充分吸收。将混合物摊在烤盘中，烘焙5分钟或至混合物质地变得松脆。把煮好的水果和保留的果汁均分盛在碗中，盖上粗粮脆。搭配打发的奶油食用。

苹果馅饼

8人份——备餐时间：1小时10分钟，静置30分钟

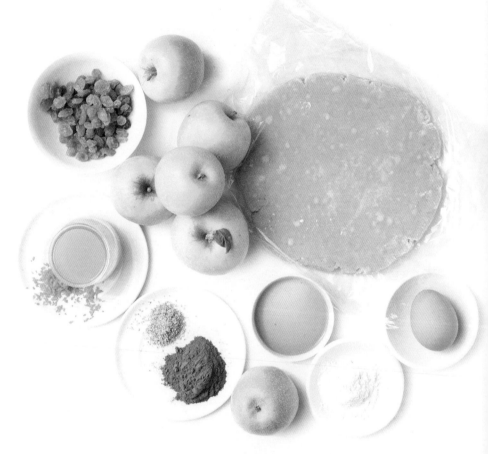

所需食材

1个馅饼皮量的塔式面团（见P32）·半个橙子，皮切丝
60ml无糖橙汁·6个青苹果
2咖啡匙量的肉桂粉·半咖啡匙量的肉豆蔻粉
1咖啡匙量的香草精·50g葡萄干
1汤匙量的面粉，可额外多准备一些
1个鸡蛋，加少量水轻轻搅打

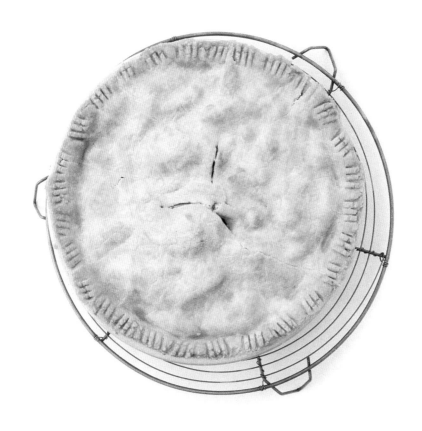

将面团分成一大一小两块，做成两张圆饼，封上保鲜膜，冷藏30分钟。将橙皮丝和橙汁倒入沙拉盆中。苹果去皮，切成4份，去核再切片，同样放入橙汁中。加入香料、香草精、葡萄干和面粉，搅拌均匀。烤箱预热至180℃。将稍大的圆饼擀薄，铺在直径20cm的模具中，注意让饼沿稍高于模具。放上苹果片，用水沾湿饼沿。擀薄小圆饼，作为馅饼皮。用叉子压紧两张饼饼沿，并去掉多余面皮。表面划几刀，刷一层蛋液，烘焙45分钟或直至馅饼表面呈金黄色。

馅饼留在模具中冷却15分钟后，即可食用。

芝士蛋糕

4人份——备餐时间：20分钟，静置2小时

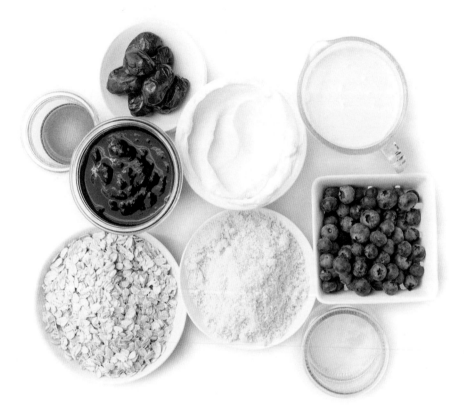

所需食材

80g燕麦片·60g鲜椰枣，去核
80g杏仁粉·3汤匙量的融化的椰子油
少许盐·280g奶油奶酪
2咖啡匙量的香草精
250ml浓稠鲜奶油
280g蓝莓果酱（见P28）或其他无糖果酱
1把蓝莓

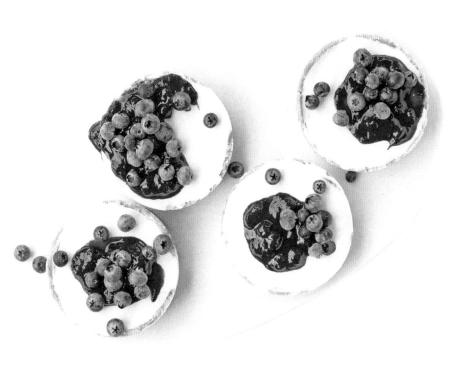

用搅拌机把燕麦片打成粉。加入椰枣、杏仁粉、椰子油和盐，搅拌均匀。将混
合物等分盛在4个直径10cm的芝士蛋糕模中（或直径20cm的活底蛋糕模），
用勺背压平。冷藏。其间，芝士奶油、鲜奶油和香草精混合在一起，
打发成质地浓稠的混合奶油。浇在芝士蛋糕底上，冷藏2小时。食用时，
蛋糕表面浇上蓝莓果酱，撒上几颗蓝莓。脱模后立即食用。

柠檬椰果冰激凌

4~6人份——备餐时间：20分钟，静置5小时

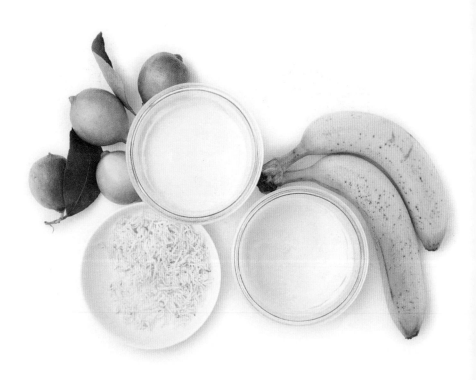

所需食材

2根香蕉

450ml椰子奶油

450ml浓稠鲜奶油

4个柠檬，皮切丝

少许盐

4汤匙量的烤椰丝

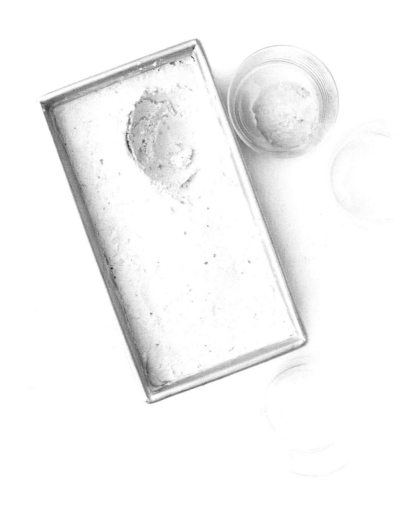

用搅拌机把香蕉搅打成柔滑的奶油状。将香蕉泥倒入沙拉碗中，加入椰子奶油、鲜奶油、柠檬果皮丝和盐。再次打发成柔滑的奶油状，加入椰丝。将混合物倒入冰激凌模中，按操作指示冷冻。或者把混合物倒在可以冷冻的容器中，冷冻3~4小时，然后用厨房搅拌机打成泥状。重新冷冻1小时，再搅打一次后即可食用。

浆果冰激凌

4人份——备餐时间：5分钟

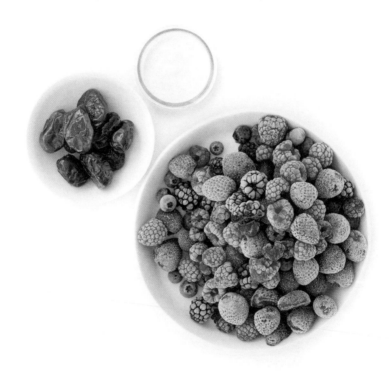

所需食材

500g冷冻混合浆果

80~120g鲜椰枣，去核，椰枣增加甜味，可根据个人口味适量增减

120ml椰子奶油或液体鲜奶油

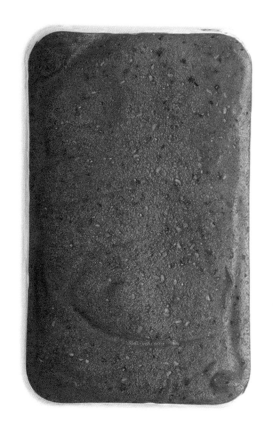

将所有原料放入搅拌机中，搅打成柔滑的奶油状，即可食用。如果想让冰激凌
质地更坚硬，可以将混合物冷冻30分钟。如果需要，也可以冷冻更久，
不过食用前需要用搅拌机重新搅打成奶油状。

巧克力冰激凌

2人份——备餐时间：5分钟

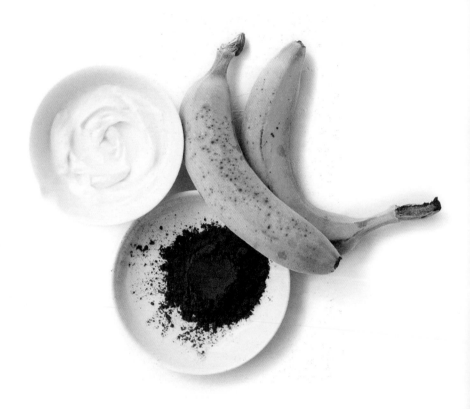

所需食材

2根冻香蕉
2汤匙量的无糖可可粉
60ml椰子奶油

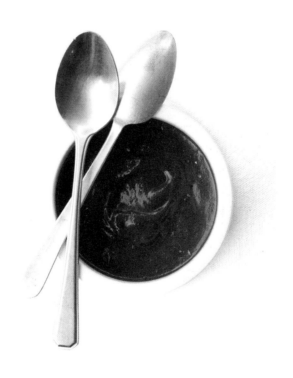

切碎香蕉，放入搅拌机中，搅打。加入可可粉和椰子奶油，搅打成奶油状，
即可食用。或冷冻存放，食用前再次搅打。

草莓冰棒

4~6人份——备餐时间：10分钟，静置5~8小时

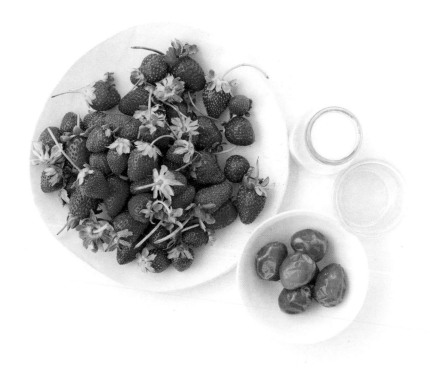

所需食材

500g草莓，去蒂
80g鲜椰枣，去核
100ml浓稠鲜奶油
几滴玫瑰汁，可根据个人口味适量增减

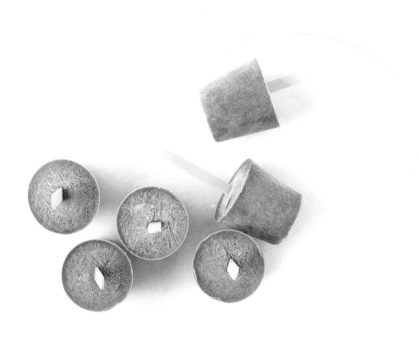

用搅拌机搅打草莓和椰枣，然后加入剩下的原料，搅打均匀。
将混合物倒在冰棒模具中，冷冻5~8小时。冷冻完成后，
冰棒模具在热水中轻蘸一下，即可脱模。

甜瓜苹果冰沙

4人份——备餐时间：10分钟，静置4小时

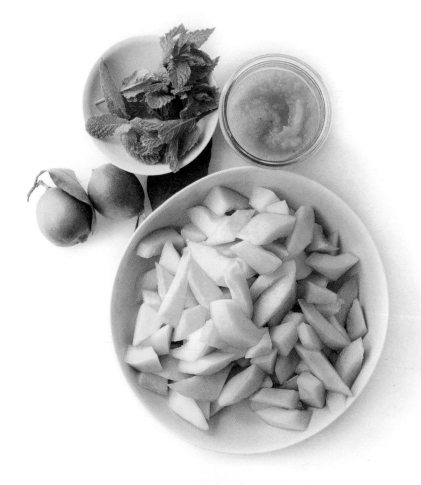

所需食材

750g西班牙甜瓜碎

225g无糖苹果泥（见P22）

1~2个柠檬，榨汁

1把薄荷叶

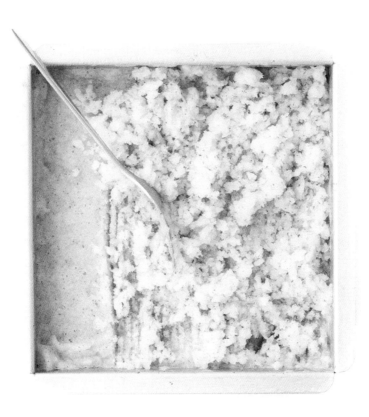

用搅拌机把甜瓜和无糖苹果泥搅打至质地柔滑。可根据个人口味，加入柠檬汁和薄荷叶，再次搅打。将混合物倒入冷冻使用的金属容器中。冷冻2小时或直至冰激凌边沿冷冻成形。用叉子刮擦、搅动混合物，重新冷冻。再冷冻2小时，其间，每隔30分钟，就取出冰激凌刮擦、搅动一次，或直至混合物结出水晶状冰碴即可。做好后立即食用。

专业用语

淀粉：糖类分子聚合体。面包、米饭、土豆和面条都是淀粉含量较高的食物。

空热量：含有高热量，却不含或缺乏营养物质的食物。

1型糖尿病：自身免疫疾病，可遗传，体内胰岛素绝对不足，胰岛素是胰腺分泌的调节血糖含量的激素。

2型糖尿病：胰腺分泌胰岛素不足或细胞组织无法充分利用胰岛素。肥胖、缺乏锻炼、饮食习惯不佳导致的2型糖尿病例在全世界范围内急剧增加。

人工甜味剂：仿照糖类甜味的化学物质（例如阿斯巴甜、三氯蔗糖、糖精）。甜味剂备受争议。反对者称，甜味剂会引发各种健康问题。而支持者则认为，低热量饮食中的甜味剂有助于控制体重。

纤维：只存在于植物类食品中的碳水化合物。纤维有益健康，带皮的蔬菜、全麦面包、全麦面条和豆类食品富含纤维物质。

果糖：水果和蔬菜中的单糖，可以在肝脏中转化。与其他碳水化合物相比，果糖对人体产生的影响与脂肪类似：过度摄入果糖会激发吃糖的欲望、造成营养过剩和引起其他健康问题。

糖类：也称碳水化合物，是热量的来源。消化过程中，人体将糖类转化成葡萄糖，作为大脑和肌肉活动的主要供能原料。食用糖就是一种碳氢化合物。

葡萄糖：也称为右旋糖，随血液运行，为人体提供热量。

血糖：血液中的葡萄糖。

胰岛素：胰腺分泌的激素，帮助机体储存或管理葡萄糖。

乳糖：牛奶或其他乳制品中的糖类。因其不含果糖，而被当作一种有益糖类。

蔗糖：通常被称为食用糖或白糖，由果糖分子和葡萄糖分子组成。

甜菊糖：从甜菊叶中提取的天然甜味剂，糖类代替品。甜菊糖不含热量，其甜度为蔗糖的200倍。

木糖醇：从桦树皮中提取的天然物质，常见的糖类代替品。

图书在版编目（CIP）数据

天然优糖 / （法）苏·奎恩著；王倩译. — 北京：
北京美术摄影出版社，2017.6
（美味轻食）
书名原文：Sans Sucre Ajoute
ISBN 978-7-5592-0020-4

Ⅰ．①天… Ⅱ．①苏… ②王… Ⅲ．①食糖－营养卫
生 Ⅳ．① R151.2

中国版本图书馆 CIP 数据核字（2017）第 135794 号

北京市版权局著作权合同登记号：01-2016-3806

责任编辑：董维东
助理编辑：杨　洁
责任印制：彭军芳

美味轻食

天然优糖

TIANRAN YOUTANG

［法］苏·奎恩　著　王倩　译

出　版　北京出版集团公司
　　　　　北京美术摄影出版社
地　址　北京北三环中路 6 号
邮　编　100120
网　址　www.bph.com.cn
总发行　北京出版集团公司
发　行　京版北美（北京）文化艺术传媒有限公司
经　销　新华书店
印　刷　鸿博昊天科技有限公司
版印次　2017 年 6 月第 1 版第 1 次印刷
开　本　635 毫米 ×965 毫米　1/32
印　张　5
字　数　60 千字
书　号　ISBN 978-7-5592-0020-4
定　价　59.00 元
如有印装质量问题，由本社负责调换
质量监督电话　010-58572393